ENRICO MARIA SECCI
CARLO DUÒ

LA COMUNICAZIONE STRATEGICA
NELLE PROFESSIONI SANITARIE

ebookecm.it

Coadiuvato da supporti didattici di approfondimento, il presente libro è accreditato come **autoapprendimento senza tutoraggio (fad) con riconoscimento e.c.m. per tutte le professioni sanitarie** solo attraverso apposita registrazione al sito: www.ebookecm.it

ebookecm.it
COLLANA EBOOKECM
EBOOK PER L'EDUCAZIONE CONTINUA IN MEDICINA © 2018

A tutti i professionisti della salute
che hanno partecipato ai nostri seminari

La comunicazione strategica nelle professioni sanitarie

ISBN | 978-88-31600-09-5

Youcanprint Self-Publishing
Via Marco Biagi 6 - 73100 Lecce
www.youcanprint.it
info@youcanprint.it

INDICE

PREFAZIONE

Sono trascorsi dieci anni dalla prima edizione di questo libro. Prima d'oggi non avremmo immaginato che *La comunicazione strategica nelle professioni sanitarie* potesse diventare molto più che un manuale introduttivo alla gestione delle relazioni umane in ambito medico. Infatti, quella che era una dispensa fotocopiata per i nostri corsi ECM dal 2002 al 2008, si è trasformata nel primo *ebook* con accreditamento ECM in Italia e, da subito, ha richiamato l'attenzione di migliaia di professionisti.

Grazie al riscontro della prima edizione cartacea (2011) abbiamo deciso di valorizzare il libro in formato digitale con l'accreditamento del Ministero della Salute, allo scopo di diffonderlo in modo più capillare e più fruibile. Medici, infermieri, psicologi, psicoterapeuti, psichiatri, fisioterapisti, educatori, pediatri e altri specialisti della salute ci hanno seguiti dall'interattività dell'aula alla riflessività della lettura.

Non smettiamo di sorprenderci del fatto che questo saggio abbia già raggiunto oltre 10.000 lettori esperti negli ambulatori, negli ospedali, nelle case di cura, nei centri di ricerca e negli studi privati in tutta Italia. In particolare, continuano a emozionarci le testimonianze di chi ha applicato con successo i modelli, le tecniche e gli strumenti che abbiamo condiviso. Da qui la decisione di una nuova edizione cartacea, che risponda ancor meglio ai bisogni di apprendimento e di formazione psicologica che ci giungono con urgenza crescente dai professionisti della salute, anche attraverso il portale www.ebookecm.it.

Come psicologi sappiamo quanto l'utilizzo consapevole, tattico e focale della comunicazione e dell'ascolto siano fattori decisivi nell'aiuto, perché personalizzano la relazione terapeutica e facilitano ogni cura. Già nel XVI secolo, Paracelso, scienziato e alchimista svizzero, affermò che

> *"Ogni medico deve avere molte conoscenze non solo quelle che posson trovarsi nei libri; i pazienti devono essere i suoi libri preferiti".*

Abbiamo a lungo attraversato questa antica consapevolezza, convinti che la capacità di "leggere tra le righe" della comunicazione necessiti non solo di uno studio continuo, ma soprattutto di una gratificante pratica quotidiana, una pratica basata su strumenti specifici, tattiche e modalità.

Pensiamo che la comunicazione strategica sia una risorsa capitale per ogni operatore sanitario e che l'empatia possa e debba essere trattata come una competenza tecnica, oltre che umana. In questo senso, lavorando in aula da ormai vent'anni abbiamo toccato con mano la necessità di tutti i professionisti della salute di condividere modelli e metodi della psicologia per dialogare con i pazienti e con i familiari dei pazienti, ma anche con i colleghi e con l'*équipe*.

Adottare tecniche professionali di interazione corrisponde a un utilizzo consapevole, mirato del linguaggio, contrapposto all'uso disattento, non ponderato della comunicazione, che contribuisce significativamente alla mancata aderenza alle cure, alla conflittualità, allo stress e al *burn-out*, tutti fenomeni ricorrenti in ambito sanitario.

Dopo tanti anni possiamo dire che *La comunicazione strategica nelle professioni sanitarie* si è affermato nel panorama editoriale dell'aggiornamento specialistico, perché il manuale integra diverse conoscenze della psicologia con le pratiche mediche e sanitarie grazie a un approccio multi-disciplinare e immediato. Multidisciplinare in quanto gli argomenti trattati sono di interesse collettivo per la comunità dei professionisti della salute; immediato dato che può aiutare direttamente e concretamente gli specialisti di ogni settore a migliorare le proprie capacità di interazione sul lavoro e non solo. Perciò abbiamo deciso di condividere in questa edizione alcune testimonianze raccolte alla fine dei nostri seminari residenziali cominciati nel 2002. Senza il *feed-back* continuo di professionisti così consapevoli dell'importanza della comunicazione, la scrittura e la diffusione di questo libro sarebbero state impossibili.

Enrico Maria Secci
Carlo Duò

INTRODUZIONE

Questo libro tratta di comunicazione efficace e contiene i temi affrontati nei nostri seminari rivolti ai professionisti della Salute.

Abbiamo iniziato nel 2002, tra i primi in Italia, a proporre programmi di formazione psicologica accreditati dal Ministero della Salute, nell'ambito del Programma di Educazione Continua in Medicina (E.C.M). Il primo corso, intitolato "La comunicazione professionista della salute-paziente: interazione strategica e gestione del ruolo", si tenne in forma residenziale nell'ottobre 2002 presso l'Hotel Chia Laguna, nella suggestiva cornice del mare di Pula, dintorni di Cagliari.

Avevamo meno di trent'anni anni e, nonostante la laurea a pieni voti in psicologia e i due Master in Programmazione Neuro Linguistica, temevamo di deludere i professionisti della salute che si erano iscritti con un notevole investimento economico -e con aspettative proporzionali alla spesa- al nostro seminario.

Avevamo lavorato alla prima edizione dell'evento per un anno intero e avevamo progettato con precisione architettonica ogni fase del processo formativo, articolato in tre giornate. Nulla era lasciato al caso. Rimarrà sempre nella memoria di entrambi il pomeriggio di ottobre incredibilmente luminoso e caldo in cui aprimmo il corso. L'aula era una grande terrazza sul mare delimitata da ampie vetrate e da un camino monumentale intorno al quale avevamo disegnato un semicerchio di sedie azzurre. È stata certamente una delle sfide più emozionati nella carriera di entrambi, e anche la più formativa.

Al successo di quella prima esperienza, sono seguite molte soddisfazioni: oltre 4.000 corsisti si sono succeduti in quasi 10 anni di attività; enti pubblici e privati si sono rivolti a noi per interventi di consulenza nell'ambito della comunicazione, della selezione, dello sviluppo del personale e delle cosiddette "risorse umane", che noi ci ostiniamo a chiamare, col maiuscolo, Persone Che Lavorano.

Nel tempo la richiesta di approfondire i temi della comunicazione strategica non ha fatto che aumentare. Così abbiamo costruito e proposto seminari di livello avanzato. La Commissione Ministeriale E.C.M. ha accreditato il secondo livello del seminario "La comunicazione professionista della salute-paziente: interazione strategica e gestione del ruolo", che approfondisce gli aspetti non-verbali e le strategie per lavorare con i "pazienti difficili", e successivamente il terzo livello del corso, centrato soprattutto sulle dinamiche organizzative e di gruppo nelle équipes sanitarie e socio-sanitarie.

Sin da subito i nostri seminari hanno coinvolto tutti i professionisti della salute: medici, infermieri, psicologi, farmacisti, fisioterapisti, educatori, biologi, terapisti, tecnici di laboratorio, ricercatori e docenti universitari, operatori socio-sanitari, odontoiatri, ostetrici, psicoterapeuti, dirigenti e manager sanitari, etc. Di volta in volta, ciascuna di queste professionalità ci ha spinto ad arricchire il contenuto dei moduli formativi e ha rafforzato la nostra convinzione che la comunicazione strategica sia una materia flessibile, continuamente suscettibile di miglioramenti, da praticare senza dogmi e con duttilità. Di qui la scelta di proporre unicamente, nei corsi e in questo volume, i principi generali e di base dei modelli a cui attingiamo, cercando con attenzione di evitare irrigidimenti teorici e l'atteggiamento "magico" e assolutista sviluppato da alcune scuole di comunicazione. Siamo convinti che il lettore saprà selezionare e adattare al proprio personale stile di comunicazione e al proprio lavoro le tecniche contenute in questo libro.

Alla fine del testo è riportata un'ampia bibliografia dedicata a chi voglia proseguire lo studio dei temi trattati qui. Come facciamo spesso durante i corsi, vogliamo aggiungere una raccomandazione: "studiare" la comunicazione è un esercizio inutile, se non lo si fa innanzitutto attraverso l'esperienza. Possiamo conoscere a memoria i principi della PNL e dell'approccio sistemico-strategico ed essere, nonostante ciò, comunicatori scarsamente efficaci. Il cambiamento del proprio stile e l'acquisizione di strumenti e strategie psicologiche deve passare per l'esperienza diretta e attraverso il coinvolgimento personale. Secondo noi, l'emozione è la più grande maestra di comunicazione, è un *trainer* infallibile. I corsi che ricordiamo come i più efficaci sono quelli in cui abbiamo "sentito" le persone avvicinarsi tra loro e, piuttosto di frequente, commuoversi al momento di salutarsi dopo sole poche ore di seminario.

Negli anni abbiamo accumulato molto materiale didattico, gran parte del quale compone questo libro. Inizialmente distribuivamo solo dispense, grafici e *slides*, ma quasi subito è nata l'idea di fornire un supporto più strutturato, idea motivata sia dall'esigenza di formalizzare un nostro approccio che dal bisogno di collocare intuizioni nuove e contributi originali scaturiti dalla conduzione dei corsi. Alla fine degli ultimi seminari, ci siamo accorti di aver creato veri e propri manuali di comunicazione, già fotocopiati migliaia di volte per gli allievi. Gli stessi corsisti ci hanno suggerito di trasformare gli appunti per la didattica in un libro. Così ci siamo messi al lavoro.

Durante la fase di *editing*, abbiamo selezionato i contenuti a partire dal materiale accumulato negli anni. In alcuni casi disponevamo di materiali già "maturi", su altri abbiamo dovuto lavorare ancora un po'. Ci sono anche capitoli che abbiamo deciso di lasciare allo stato di "appunti", in particolare le sezioni "La comunicazione come sistema" e "La PNL, Programmazione Neurolinguistica". Questa scelta deriva dal fatto che entrambi i modelli sono stati già trattati da molte pubblicazioni in modo ampio e dettagliato, ma anche complesso e difficilmente comprensibile da chi, come la maggior parte degli operatori sanitari, ha scarsa dimestichezza con costrutti puramente psicologici. Qui, abbiamo cercato di proporre soltanto i concetti di base, quelli che riteniamo indispensabili per una buona pratica della comunicazione col paziente. I lettori più motivati troveranno certamente il modo per approfondire, anche attraverso la diretta partecipazione ai nostri corsi, le strategie e le tecniche di cui nel volume apprenderanno gli aspetti teorici.

La struttura del testo ricalca una precisa scelta di metodo: considerare la comunicazione innanzitutto come competenza trasversale della persona e, poi, come strumento specifico del ruolo professionale. Sosteniamo da anni che il ruolo professionale è un sottoinsieme specializzato della persona, e che, per questa ragione, l'apprendimento di modalità comunicative nuove deve essere costantemente riportato all'esperienza emotiva soggettiva, affinato e personalizzato. Altrimenti, si corre il rischio di diventare comunicatori meccanici e inconsapevolmente inefficaci, freddi manipolatori, oppure manichini in mano al paziente o ai giochi psicologici dei suoi familiari.

Scrivendo queste pagine ci siamo proposti di delineare un quadro di riferimento per la comprensione dell'interazione umana e per la sperimentazione di nuove attitudini comunicative. Sarà il lettore a dire se ci siamo riusciti.

Infine, sappiamo che i lettori di questo lavoro saranno soprattutto le persone che hanno lavorato con noi in aula e per questo ci auguriamo che il libro richiami sia il ricordo dei contenuti appresi che le emozioni dell'esperienza formativa.

Enrico Maria Secci
Carlo Duò

CAPITOLO 1
LA COMUNICAZIONE STRATEGICA

"Conosci gli altri e te stesso:
cento battaglie, senza pericoli.
Non conosci gli altri, ma conosci te stesso:
a volte vittoria, a volte sconfitta.
Non conosci gli altri né te stesso:
ogni battaglia è una sconfitta certa".
Sunzi

Negli anni '50 un ristretto gruppo di studiosi iniziò a riferire alla comunicazione l'aggettivo "strategica" per definire un insieme specifico di modalità e tattiche di interazione finalizzate a produrre cambiamenti pianificati nel comportamento umano.

L'idea che la comunicazione, opportunamente utilizzata, potesse avere effetti dirompenti in molti settori della vita umana, prese forma a Palo Alto, negli Stati Uniti, dall'osservazione degli scambi comunicativi e delle strutture interattive in famiglie di pazienti schizofrenici. In questi scambi e in queste conversazioni erano presenti ridondanze e schemi che tendevano a presentarsi nei nuclei familiari osservati. Nacque così l'ipotesi che la patologia psicologica non derivasse da un disturbo dell'individuo o da qualche trauma infantile, ma fosse indotta o rinforzata dalla disfunzionalità delle interazioni familiari.

Partendo da tali premesse, i padri della moderna "comunicazione strategica", Haley, Jackson, Weakland e Watzlawick scoprirono che è sufficiente cambiare gli schemi comunicativi mediante nuove strategie di interazione per ottenere significativi e rapidi miglioramenti nella condizione dei pazienti.

Va detto, comunque, che i primi ad avvalersi con notevole profitto del potere della comunicazione strategica furono filosofi e politici della Grecia antica ben 400 anni prima di Cristo (Skorjanek 2000, Nardone 2005) e, ancor prima di loro, i cinesi, che seppero applicare stratagemmi comunicativi di incredibile efficacia nelle arti belliche più di 700 anni prima di Cristo. (Magi 2003, Nardone, 2005).

La sapienza "strategica" ha, dunque, una tradizione millenaria e una storia scientifica recente (Secci, 2005). Gli studiosi della Scuola di Palo Alto e i loro allievi che oggi si occupano di comunicazione strategica, non hanno scoperto qualcosa, ma hanno formalizzato antiche intuizioni in modelli che possano essere trasferiti ed insegnati. Forse, uno dei maggiori contributi degli scienziati della comunicazione è stato riconoscere e affermare senza esitazioni che la comunicazione è un processo di influenzamento continuo (Watzlawick, Beavin e Jackson, 1974). Se l'atto stesso di comunicare influenza l'altro ed è impossibile evitare che ciò accada, allora tanto vale programmare e orientare volontariamente questo potere per conseguire obiettivi. È strategico il comunicatore che è consapevole dell'influenza dei propri atti comunicativi e la utilizza per scopi chiari e definiti.

Le scoperte della Scuola di Palo Alto hanno reso "strategiche" la psicoterapia, la direzione aziendale, il marketing, l'insegnamento e la politica, eppure questo particolare approccio alla comunicazione è ancora poco noto nella maggior parte degli ambienti sanitari. Ciò si deve forse al fatto che psicologia e professionisti della salutena sono ancora separate dalla medievale contrapposizione tra mente e corpo, tra "oggettività" e "soggettività". E poi, le arti della comunicazione vengono spesso svalutate da chi non le utilizza. Per fortuna, tra i professionisti della salute e, più in generale, tra i professionisti della salute, è sempre più diffusa la consapevolezza che curare la comunicazione col paziente è una priorità nella cura del male (Secci, 2005). Anzi, molti dei padri della comunicazione strategica furono proprio professionisti della salute, o esercitavano per scopi clinici la propria abilità interpersonale. Per esempio, uno tra i primi comunicatori strategici, un sofista di nome Antifonte di Ramunte, vissuto a Corinto intorno al V secolo avanti Cristo, aprì nel centro della città una sorta di ambulatorio professionista della salute dove sanava i propri pazienti attraverso la parola (Skorjanec, 2000). Innanzitutto, Antifonte faceva parlare il malato della sua sofferenza e poi, utilizzando il linguaggio del paziente stesso, lo spingeva a immaginare una realtà della malattia diversa, una situazione in cui sarebbe guarito (Watzlawick, 1977). Bisogna precisare che Antifonte si occupava di guarire "sindromi d'angoscia" (ansia, panico, profonda tristezza, ecc.) e, con ogni probabilità, i sintomi anche fisici di quella che più tardi verrà chiamata isteria.

Si riscontrano tracce di pensiero strategico anche in Galeno, che nel II secolo dopo Cristo insegnava ai sui allievi che "La cura ha più successo in chi ha fiducia".

Il padre della psicoanalisi, Sigmund Freud, era un professionista della salute. Forse, lo straordinario successo delle sue teorie fu dovuto in parte al fatto che la psicoanalisi imponeva in ambito professionista della salute la regola aurea dell'ascolto, che è uno dei prerequisiti della comunicazione strategica.

Dunque, la comunicazione cura, o aiuta a curare, il corpo.

Ma quando la comunicazione può essere considerata strategica?

Si può subito affermare che, per quanto concerne l'ambito della salute, è strategica la comunicazione pianificata per conseguire obiettivi nell'interesse del paziente, e del professionista della salute.

Infatti, il rapporto professionista della salute-paziente è una situazione comunicativa in cui l'obiettivo è comune e condiviso, e la logica non è di tipo mors tua-vita mea (gioco a somma zero), ma vita tua-vita mea. Se uno solo dei due "perde", entrambi "perdono". Se, viceversa, professionista della salute e paziente cooperano affinché la relazione comunicativa abbia successo e faciliti la cura, entrambi "vincono".

Il delicato mandato "strategico" del professionista della salute o dell'operatore sanitario consiste nel:

- condurre la relazione;
- accompagnare il paziente verso l'obiettivo clinico;
- mantenere sempre elevate la motivazione e la fiducia proprie e del paziente;
- assicurare buoni livelli di *compliance* e gestire nel modo migliore possibile eventuali imprevisti

A volte, adempiere a tale compito è per il professionista della salute un'attività semplice, spontanea e immediata. Con molti pazienti non occorre, infatti, assumere coscientemente un atteggiamento strategico, o adottare particolari tattiche. Si tratta dei pazienti con cui la comunicazione, semplicemente, fluisce, genera equilibri funzionali alla cura e costruisce regole che facilitano il lavoro dell'operatore.

Altre volte, però, la relazione col paziente (e/o coi suoi familiari) è critica e la cura può risentirne. In questi casi, sono a rischio sia il benessere del paziente che quello dell'operatore sanitario. Accade con pazienti coi quali il professionista della salute fatica a comunicare, i pazienti sfiduciati, quelli che mettono in discussione il ruolo e il "potere" terapeutico di chi lo ricopre. È critica la comunicazione coi pazienti che sembrano "disobbedire" al professionista della salute, che non seguono le prescrizioni, o che le seguono a modo proprio. Con questi pazienti l'atteggiamento del professionista della salute deve essere pensato e pianificato. Il professionista della salute deve poter attingere a un repertorio di tattiche che migliorino la relazione per tutelare il paziente, la cura e se stesso. È evidente che l'operatore sanitario è strategico se è in grado di comportarsi non solo come esperto d'organo, ma anche come esperto di processo. L'esperto di processo sa captare i segnali, anche deboli, e utilizzarli per favorire la relazione terapeutica. È strategica l'attenzione al "segnale debole", perché annuncia sovente importanti cambiamenti positivi o negativi nella relazione. Inoltre, è strategica l'osservazione del comportamento non verbale del paziente e il controllo della propria comunicazione non verbale per aumentare il grado di influenza che si esercita sulla relazione. Questo tipo di attenzione rappresenta una forma estremamente efficace di ascolto. L'operatore ascolta sia quello che il paziente ha da dire con le parole, sia ciò che esprime col corpo.

E ancora, è strategica la capacità di utilizzare un linguaggio persuasivo e suggestivo finalizzato ad allargare la base di consenso e di fiducia del paziente.

La comunicazione strategica in ambito sanitario si configura quindi come un mezzo per generare nei pazienti comportamenti sintonizzati sul raggiungimento dell'obiettivo terapeutico.

Un professionista della salute francese, Cabanis, vissuto alla fine dell'800 affermò che "i professionisti della salute che guariscono di più, sono quasi tutti uomini esperti nel trattare, nel volgere in qualche modo a piacer loro l'animo umano, a rianimare la speranza, a riportare la calma nelle immaginazioni sconvolte" (Cabanis, 1790 - cit. in Merini A, 1993 - Euripilo e Patroclo: rapporto del professionista della salute con il paziente, CLUEB, Bologna).

I professionisti della salute che più guariscono, sono appunto esperti nell'arte di comunicare persuasivamente con i pazienti. Naturalmente, essendo i pazienti uno diverso dall'altro, non esiste una tecnica universale per rendersi efficaci. Si può parlare però di quattro principi di metodo strategici molto precisi:

- Principio di flessibilità
- Principio di parsimonia
- Principio di utilizzazione
- Principio di ristrutturazione

IL PRINCIPIO DI FLESSIBILITÀ

Le strategie d'intervento e il modo in cui vengono comunicate debbono adattarsi alla persona verso la quale sono dirette ed essere congruenti col contesto in cui vengono attuate.

Ogni fatto comunicativo che si verifica nella relazione con uno specifico paziente ha un particolare valore, valore che non può essere generalizzato ad altre persone o circostanze.

É un imperativo strategico: l'operatore deve adattarsi all'interlocutore, mettendo da parte, per quanto possibile, pre-giudizi e pre-concetti, stereotipi e luoghi comuni sul paziente. Tra questi alcuni sono particolarmente frequenti:

- il paziente ne sa sempre meno del professionista della salute;
- il livello socio-culturale del paziente è sempre inferiore a quello del professionista della salute;
- se il paziente si ribella al professionista della salute, vuol dire che è una persona incivile e maleducata;
- non occorre spiegare tutto al paziente, tanto non capirebbe comunque. (Lazzari, Costigliola, 1994)

Quanto più aumenta il livello di "preconcetto" portato dal professionista della salute o dall'operatore sanitario nella relazione col paziente, tanto più aumenta il grado di stereotipia delle mosse comunicative. A ciò segue, inevitabilmente, un abbassamento dell'efficacia terapeutica e, spesso, un allontanamento del paziente.

Poiché non è possibile evitare completamente pregiudizi e stereotipi, è bene esserne consci, sapere quali, più di altri, potrebbero disturbare le nostre comunicazioni. Molti di questi limiti non riguardano solo ciò che lo specialista pensa dell'altro, il paziente, ma anche le convinzioni che ha su se stesso. Per esempio, "lavoro meglio con le donne, con gli uomini mi sento a disagio" è un preconcetto che rende difficilissimo rispettare il principio di flessibilità. Infatti, chi ha questa convinzione limitante nel lavoro coi pazienti maschi può sentirsi minacciato a priori e quindi, a priori, può attivare uno schema difensivo.

IL PRINCIPIO DI PARSIMONIA

I messaggi efficaci sono quelli che "ottengono il massimo col minimo", quelli generalmente formulati con uno stile suggestivo e adatto al linguaggio del paziente (principio di flessibilità), che ne ricalcano le convinzioni, i valori e le motivazioni.

Non risponde al principio di parsimonia la comunicazione oltremodo specifica, irta di tecnicismi, riferimenti scientifici, dettagli che il paziente potrebbe trovare difficile capire.

Il principio di parsimonia si riferisce alla qualità del linguaggio utilizzato e non alla quantità. Per esempio, inserire nella comunicazione aneddoti o metafore è un espediente strategico di grandissimo impatto; anche se aumenta il numero di parole contenute in un messaggio, eppure è uno stratagemma che rispetta il principio di parsimonia. Infatti, aneddoti e metafore parlano all'emisfero destro del cervello - la parte del cervello che lavora per immagini-, emozionano l'interlocutore e, così, lo suggestionano ad accettare subito suggerimenti e prescrizioni con maggiore impegno e fiducia.

Il principio di parsimonia è riferito anche alla utilità delle comunicazioni inviate. Per sapere se si sta agendo secondo tale principio bisogna chiedersi: "A cosa mi serve inviare questo messaggio? Quale obiettivo voglio raggiungere con questo comportamento?"

In genere, sono scarsamente strategici proprio perché non "parsimoniosi" i discorsi che hanno per oggetto il passato. Il passato non si può cambiare, perciò ogni disputa a riguardo può soltanto aumentare la distanza comunicativa e accentuare il senso di frustrazione e di colpevolezza dell'interlocutore. Questo concetto si collega ad una fondamentale caratteristica del pensare e del fare strategici: la centratura sull'hic et nunc (qui ed ora).

Mantenere la comunicazione su un livello di contemporaneità al momento in cui si interagisce, evitando il più possibile di "perdersi" in questioni sul passato, o su luoghi e persone diverse da quelle presenti, consente di mantenere un notevole controllo sulla relazione, limitare i conflitti, approfondire il focus della relazione col paziente e risparmiare tempo.

IL PRINCIPIO DI UTILIZZAZIONE

Insieme al principio di ristrutturazione, il principio di utilizzazione è la colonna portante della comunicazione strategica (Secci, 2005). Consiste nell'utilizzo a fini persuasivi del linguaggio, dell'atteggiamento e delle argomentazioni dell'altro. Tutto ciò che avviene all'interno di una relazione comunicativa può essere utilizzato, anche eventi che potrebbero apparire controproducenti.

L'idea chiave è accettare, senza opporsi, i messaggi che il paziente invia. Vale a dire che, se si vuole comunicare in modo efficace, bisogna evitare nel modo più assoluto di contestare apertamente l'altro. Ogni "scontro", anche lieve, col paziente costituisce un pericolo per la relazione.

Il fautore dell'utilizzazione come principio di comunicazione strategica e come tecnica psicoterapeutica fu Milton Erickson, il quale raccontava spesso un aneddoto per spiegare cosa significhi "utilizzazione". Il padre di Erickson era un contadino e un giorno il giovane Milton lo vide mentre cercava con tutte le proprie forze di far entrare una grossa mucca dentro la stalla della fattoria. Spingeva l'animale da dietro, e l'animale indietreggiava ancor di più. Lo tirava per le corna, e otteneva lo stesso risultato. Sembrava impossibile portare la mucca dentro la stalla finché Erickson figlio non ebbe l'idea di tirare per la coda l'animale nella direzione opposta alla porta. Con uno scatto, la mucca entrò nella stalla.

L'utilizzazione è anche una tattica basilare nell'antica arte bellica cinese, che insegna a vincere senza combattere sfruttando le forze del nemico (Magi, 2003).

IL PRINCIPIO DI RISTRUTTURAZIONE

Ristrutturare significa inserire la definizione che la persona dà di un problema all'interno di altri sistemi di significato (Watzlawick, 1974). Più semplicemente, vuol dire aiutare la persona a cambiare punto di vista su aspetti della sua esperienza vissuti come particolarmente critici e dolorosi.

In ambito sanitario la ristrutturazione è una pratica quotidiana. Per esempio, quando si dice ad un paziente molto sofferente che il modo in cui sopporta il dolore è una dimostrazione di grande coraggio, si attua una ristrutturazione. Oppure, ogni volta che si anticipano ad un paziente gli effetti collaterali di una data terapia, può avere un effetto "ristrutturante" affermare che proprio il manifestarsi degli effetti collaterali è la dimostrazione che il farmaco sta agendo secondo le attese.

La comunicazione è strategica se rispetta i quattro principi sopra esposti. Ma per poter formulare interventi così focali, bisogna innanzitutto conoscere l'interlocutore, individuare il suo stile comunicativo, saper riconoscere i segnali molteplici e inconsapevoli che egli invia dal primo momento in cui si rapporta con noi. Pervenire a queste necessarie informazioni dell'interlocutore richiede l'esercizio costante dell'ascolto.

Il messaggio strategico perviene alla fine del processo di ascolto e di conoscenza dell'altro, non è mai pre-confezionato ma elaborato con cura sartoriale sull'interlocutore. Il comunicatore strategico è, prima di tutto, un attento ascoltatore ed osservatore. Focalizza l'attenzione su quello che viene detto e su come viene detto, limitando al massimo inferenze e interpretazioni che possano vincolare la comunicazione.

Ciascuno dei capitoli seguenti si concentra su aspetti del processo comunicativo importanti nella costruzione di tecniche e strategie utili nella relazione d'aiuto.

CAPITOLO 2
IL PROFESSIONISTA SANITARIO: PERSONA O RUOLO?

Una delle più interessanti definizioni di *comunicazione* risale agli anni '70 e proviene dagli studi della cosiddetta Scuola di Palo Alto, di cui parleremo molto nei capitoli successivi. Secondo questa definizione, la comunicazione può essere definita un processo di influenzamento reciproco tra due o più persone che interagiscono all'interno di un contesto. Quando interagiamo siamo cioè impegnati nell'esercizio di un potere orientato al conseguimento di obiettivi di relazione. A questo scopo ciascuno ha sviluppato un proprio stile di comunicazione personale grazie al quale può relazionarsi all'interno dei diversi contesti di vita, sia privati che professionali. L'interazione è in gran parte un processo in cui ciascuno veicola un'immagine di sé, propone e gioca un ruolo che non è aprioristicamente riconosciuto, nemmeno se è istituzionale, ma è posto al vaglio dell'interlocutore che può accettarlo, disconfermarlo o squalificarlo mentre comunica il proprio (Watzlawick, Beavin e Jackson, 1967). Una comunicazione risulta tanto più efficace quanto maggiore è il consenso tra i comunicanti circa il ruolo che ciascuno decide di assumere nel contesto dato. A questo proposito ogni genere di comunicazione può intendersi come un sistema di due o più comunicanti impegnati nel definire la natura della loro relazione (Watzlawick et al., 1967).

Le modalità con cui le persone imparano a conseguire questo obiettivo, quale che sia la situazione e l'interlocutore, sono l'esito di un processo evolutivo che, a partire dai primi anni di vita, attraversa ogni esperienza relazionale significativa. Lo stile d'interazione con se stessi, con gli altri e col mondo che ne deriva viene successivamente generalizzato al contesto lavorativo dove le strategie di comunicazione personali sono riproposte, filtrate dal ruolo istituzionale, all'utente.

Tali presupposti impongono di allargare il discorso sull'interazione tra operatore ed utente in ambito sanitario e socio-sanitario alla ben più ampia area del rapporto tra persone, persone che portano all'interno della relazione sanitaria-assistenziale emozioni, credenze ed atteggiamenti individuali capaci di influenzare fortemente il successo dell'interazione.

Ciò vuol dire che nel contesto di assistenza e cura operatore e utente agiscono sia nella posizione di ruolo, definita dal contesto, che in quella di persone. La comunicazione si snoda su un duplice livello. Il ruolo dell'operatore ed il ruolo dell'utente cooperano per raggiungere l'obiettivo terapeutico e, allo stesso tempo, persona dell'operatore e persona dell'utente vivono l'interazione in modo soggettivo, oltre il contesto professionale e in continua relazione con esso.

È esperienza comune che i vissuti di ruolo interferiscano con la vita personale attraverso le più diverse emozioni. Per esempio è stato rilevato che lo stress, fenomeno che incide pesantemente sulla vita privata, può essere connesso a sentimenti di inadeguatezza rispetto al ruolo professionale ricoperto (Favretto, 1994). Nella supervisione degli operatori psicosociali ricorre non a caso il tema del carico delle responsabilità di ruolo sul vissuto soggettivo e la tendenza a negare la partecipazione personale -in termini di emozioni, cognizioni ed atteggiamenti - alle difficoltà professionali.

Accade viceversa che la soggettività dell'operatore contribuisca all'esito positivo o negativo della relazione con gli utenti. Gli operatori che meglio riescono nell'esercizio del proprio ruolo sono sempre quelli capaci di instaurare un rapporto individualizzato e specifico per ciascun utente senza tuttavia de-personalizzare né personalizzare eccessivamente la loro comunicazione.

Vige tra persona e ruolo un delicato equilibrio, una relazione di interdipendenza che si riflette sulla relazione con gli utenti. Al crescere del divario tra vissuto individuale e comportamento professionale cresce l'insoddisfazione e la "resistenza" dell'utente a seguire l'operatore. Aumenta parallelamente anche il grado di insoddisfazione del professionista e la difficoltà di comunicare in modo efficace anche coi colleghi. Bisognerebbe sempre ricordare che il ruolo è un sottoinsieme specializzato della persona (Secci, 2003), non una entità autonoma rispetto alla storia pregressa ed attuale dell'operatore o uno strumento a tutela dell'immagine della persona nel contesto professionale.

È insomma impossibile escludere la dimensione psicologica individuale dall'esercizio del ruolo professionale. Questa dimensione non solo è inscindibile dall'esercizio della professione, ma è la risorsa che consente di massimizzare l'efficacia dell'operatore.

Tuttavia ancora vigono alcuni modelli di interazione centrati sull'utente inteso come oggetto o soggetto del percorso o trattamento mentre la questione della soggettività dell'operatore merita di rado la necessaria attenzione non solo in letteratura ma soprattutto nella pratica professionale.

Lo schema seguente sintetizza i quattro principali modelli d'interazione tra operatore e utente a seconda che la relazione d'aiuto venga intesa ed agita con la partecipazione personale di uno o di entrambi i soggetti. Come si vedrà e come spesso è possibile osservare sul campo accade che:

- l'operatore denega la propria partecipazione personale alla comunicazione col paziente e si comporta come se i contenuti ed i processi personali ed interpersonali non avessero alcun peso sull'efficacia della relazione;
- l'operatore denega la propria partecipazione personale alla comunicazione col paziente ma lo stimola al coinvolgimento soggettivo nel percorso terapeutico;
- l'operatore subordina del tutto le strategie comunicative con l'utente al proprio vissuto personale, senza gestire le dinamiche proprie, del paziente e con il paziente;
- l'operatore agisce nella relazione con la massima attenzione alla persona propria e dell'utente, utilizzando il proprio ruolo per orientare efficacemente gli interventi di assistenza o cura.

Questi atteggiamenti declinano quattro distinte posizioni psicologiche dell'operatore: *reificante, paternalistica, narcisistica e relazionale.*

RUOLO

OGGETTO	SOGGETTO
Posizione Reificante Il paziente è la malattia Il Ruolo tutela la Persona ed è altro rispetto alla persona Il soggetto non è di interesse medico Il paziente è oggetto, corpo o parte del corpo Nessun interesse per la psicologia del medico e del paziente **Comunicazione discendente monodirezionale**	**Posizione Paternalistica** Il soggetto va inteso nella sua totalità Relazione padre-figlio Il ruolo tutela il soggetto Il soggetto legittima il ruolo ed è l'oggetto del ruolo Interesse per la psicologia del paziente **Comunicazione discendente bidirezionale**
Il paziente è oggetto della cura La Persona è più e meglio del Ruolo Atteggiamento magico Il paziente come strumento di conferma della Persona Enfasi sul carisma della Persona La Persona è più dell'oggetto **Comunicazione ascendente pseudo-bidirezionale** **Posizione Narcisistica**	La cura avviene nella relazione Persona e Soggetto co-costruiscono il processo terapeutico Interesse per le psicologie di medico e paziente Enfasi sulle strategie di relazione Il Ruolo è una parte della Persona La Persona legittima il Ruolo **Comunicazione bi-direzionale circolare (feed-back)** **Posizione Relazionale**

PERSONA

LA POSIZIONE REIFICANTE

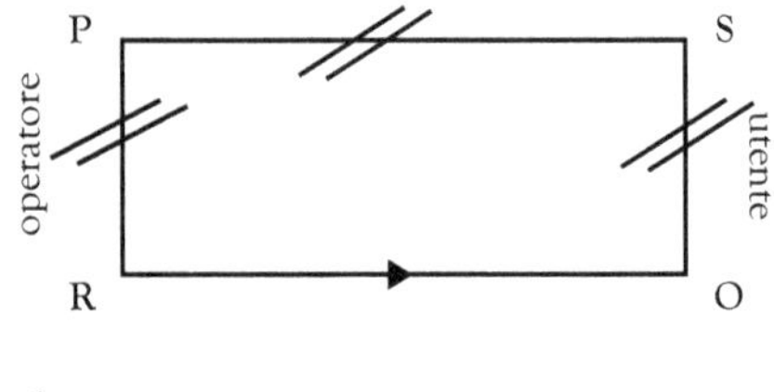

Operatore = Ruolo
Paziente = Oggetto

Reificare significa "trasformare in cosa, in oggetto inanimato".

Nella relazione operatore-utente la posizione reificante è data dall'oggettivazione dei soggetti che interagiscono. Operatore e utente si pongono come ingranaggi di un meccanismo finalizzato alla cura in cui ciò che bisogna guarire e chi guarisce sono assunti come parti a se stanti, elementi separati e diversi dalla totalità delle persone impegnate nel rapporto terapeutico.

In quest'ottica il paziente è scambiato per il problema o la malattia di cui soffre. Si presuppone che la Persona-Soggetto sia psicologicamente immune dalla malattia. Allo stesso modo la Persona dell'operatore è considerata altro rispetto al Ruolo che svolge; il Ruolo operatore si limita ad operare sull'Oggetto-Utente, inteso come corpo o parte del corpo affetto dal disturbo. La Persona dell'operatore è radicalmente distinta dal Ruolo. La sua comunicazione, la sua storia, le sue emozioni, i suoi vissuti individuali non c'entrano con lo svolgimento della professione.

La prospettiva reificante cancella artificiosamente :

- la comunicazione Persona-Ruolo: l'operatore non riconosce l'influenza della sua comunicazione personale e, in generale, l'influsso della propria psicologia sul rapporto con l'utente;
- la comunicazione Persona(operatore)-Soggetto(utente): essendo l'altro Oggetto e l'operatore stesso oggetto del Ruolo, questa linea di comunicazione, comprendente le motivazioni, i valori, le emozioni, i bisogni, i vissuti, ecc. viene aprioristicamente esclusa dal rapporto terapeutico;
- la comunicazione Soggetto-Oggetto: la persona-utente (Soggetto) non interagisce con il disturbo che la affligge e tende ad escludere dal rapporto col Ruolo-Operatore e con la Persona-Operatore ogni riferimento alla propria soggettività. Ne risulta un atteggiamento rassegnato e passivo, apparentemente condiscendente alle indicazioni terapeutiche eppure sfiduciato e contro-dipendente.

L'Utente-oggetto è così reificato, incapace di utilizzare le proprie risorse personali per affrontare la condizione oggettiva in cui si trova e ne diviene l'ostaggio e la vittima.

Operatore e utente colludono nel recitare una parte. "Parte" vuol dire anche suddivisione, ruolo, settore di un repertorio psicologico soggettivo che gli interlocutori decidono di agire a scapito della relazione.

Poiché l'operatore ha istituzionalmente la responsabilità di condurre l'interazione può incoraggiare o disconfermare il processo di oggettivazione dell'utente. Se lo incoraggia, se cioè accetta la definizione dell'utente come oggetto, decide di oggettivarsi a propria volta e rinuncia alla relazione con la persona-utente. La posizione reificante è spesso assunta a protezione della persona dell'operatore, che avverte il disagio dell'altro come una minaccia. In questo senso il Ruolo viene utilizzato per tutelare la Persona e de-responsabilizzarla rispetto alla relazione. Davanti a tutte le situazioni critiche diviene possibile avanzare alibi legati a limiti di competenza e "inviare" il paziente a colleghi o ad altri specialisti. Ciò si verifica perché la Persona dell'operatore non è affatto neutrale nei confronti dell'altro, ma anzi può nutrire sentimenti di fastidio o aggressività ogni qualvolta l'altro delude le sue aspettative, ignora i suoi consigli o trasgredisce precise consegne.

LA POSIZIONE PATERNALISTICA

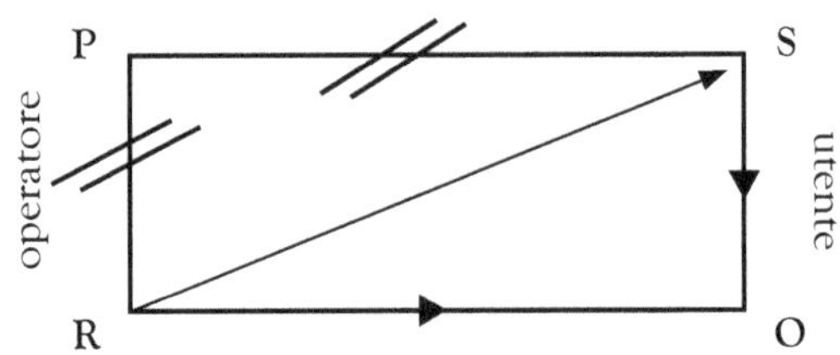

Operatore = Ruolo
Paziente = Soggetto

La posizione paternalistica è l'approccio che considera nell'ambito della cura e dell'assistenza la soggettività della persona e la sua psicologia. L'utente è un essere umano, ha emozioni, cognizioni e comportamenti propri di cui l'operatore deve avere cura in ogni momento della sua professione.

Nella posizione paternalistica la matrice del rapporto operatore-utente è quella della relazione padre-figlio. Il primo opera a tutela e protezione del secondo ma partecipa alla relazione come portatore di conoscenza ed esempio di buoni valori di Ruolo, senza impegnarsi autenticamente nell'interazione. Una cosa è agire nel ruolo di operatore, un'altra nella dimensione più ampia del personale. Da una parte si nega che le dinamiche emotive, cognitive e comportamentali della persona che svolge il Ruolo influiscano nella conduzione del rapporto con l'utente; da un'altra parte si afferma il contrario, sostenendo l'importanza cruciale del Paziente-Soggetto, persona, complesso maggiore e diverso rispetto all'Oggetto, il problema o la malattia da affrontare.

Questa contraddizione si traduce in un tendenziale disinteresse per la psicologia dell'operatore, mentre la psicologia del paziente viene tenuta in grande considerazione per la costruzione del percorso terapeutico.

In quest'accezione la relazione di aiuto centrata sul paziente-soggetto dimentica la Persona dell'operatore e perciò esclude:

- la comunicazione tra Ruolo e Persona dell'operatore: come avviene nella posizione reificante l'operatore vive un conflitto con se stesso perché nega la propria componente soggettiva che rimane comunque attiva ed influente sul suo lavoro;
- la comunicazione tra Persona-operatore e Soggetto-utente: il Soggetto non può comunicare con l'operatore se non all'interno di una struttura retta dal Ruolo e ciò può comportare un ritiro delle sue dinamiche emotive dall'interazione terapeutica e una fiducia decrescente accompagnata ad un aumento della passività e della dipendenza (rapporto padre-figlio).

Nell'ambito della posizione paternalistica l'operatore-Ruolo si rivolge all'utente-Soggetto che non potendo comunicare con la persona tende a comunicare col ruolo e in questo modo si trova ad essere Oggetto in una relazione in cui gli viene rivolta la richiesta paradossale di essere "persona" da chi si pone come "ruolo". A volte l'esito di questo paradosso è la tendenza del paziente a compiacere l'operatore, vissuto come benevolo e disponibile, persino a costo di mentire sull'andamento della propria condizione. Il paziente trasmette all'operatore l'immagine che l'operatore stesso vuole vedere, salvo poi disobbedirgli "di nascosto" e serbare il sentimento di non essere capito sino in fondo.

Il rischio della posizione paternalistica è che l'operatore spinga l'utente a conformarsi ad un modello aprioristico di "benessere" senza ascoltare autenticamente i suoi bisogni e rispettare la sua rappresentazione della situazione che sta vivendo. Inoltre c'è la possibilità che l'operatore stesso aderisca ad una rappresentazione normativa del Ruolo irrigidendo il proprio comportamento e generalizzando un singolo *modus operandi* a tutte le persone che richiedono il suo aiuto.

LA POSIZIONE NARCISISTICA

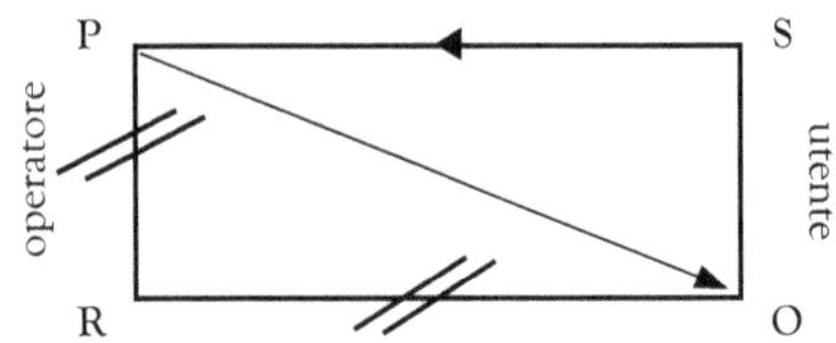

Operatore = Persona
Paziente = Oggetto

La declinazione narcisistica della relazione operatore-utente si caratterizza per il coinvolgimento dell'operatore come Persona ed una contemporanea negazione del vissuto, degli strumenti e delle risorse connessi al Ruolo. In questa posizione la Persona è intesa come indipendente e migliore del Ruolo, la personalità dell'operatore ha potere taumaturgico e non è soggetta ad errori o incertezze. La persona domina sul Ruolo ma anche sul Paziente, giudicato sia oggetto del potere che soggetto di seduzione. Lo stile comunicativo è altamente manipolativo e orientato alla conferma della Persona-operatore da parte del paziente e non al benessere del soggetto. Se il paziente trae beneficio dalla cura è merito dell'operatore; se, viceversa, non trae beneficio dalla terapia la colpa è del paziente stesso.

Questa posizione espone l'operatore a notevoli frustrazioni perché sovente cela un forte sentimento di inadeguatezza personale che vorrebbe essere annullato accumulando conferme professionali. L'altro è perciò uno strumento, un Oggetto la cui soggettività è utilizzata per gratificare i bisogni della Persona-Operatore.

La gestione narcisistica dell'interazione può ingenerare nel paziente aspettative "magiche" ed un atteggiamento seduttivo ed accondiscendente con la Persona-operatore, anche quando l'utente accusa dei problemi di entità rilevante sui quali l'iter terapeutico non è efficace. La stessa Persona dell'operatore rischia di invischiarsi nei casi clinici perché non adeguatamente presidiati mediante il Ruolo. Quando questo si verifica l'operatore può essere colto da stress, sentimenti d'impotenza e di colpa che investono non solo l'ambito professionale ed il caso specifico, ma anche quello interpersonale e personale.

Gli assi comunicativi interrotti nella posizione narcisistica sono:

- la comunicazione tra Persona e Ruolo dell'operatore;
- la comunicazione tra il Ruolo, l'Oggetto e il Soggetto paziente.

La tendenza è quella di instaurare col paziente una relazione esclusiva, totalmente incentrata sul carisma della Persona-operatore, e di escludere gli altri attori eventualmente coinvolti nella cura, come collaboratori e altri operatori. Ciò può favorire l'insorgenza di conflitti nel gruppo di lavoro, conflitti che l'operatore in posizione narcisistica avverte come particolarmente frustranti, perché non filtrati attraverso il Ruolo, ma intesi come attacchi personali subito etichettati come "ingiusti" e dettati dall'altrui invidia o incompetenza.

LA POSIZIONE RELAZIONALE

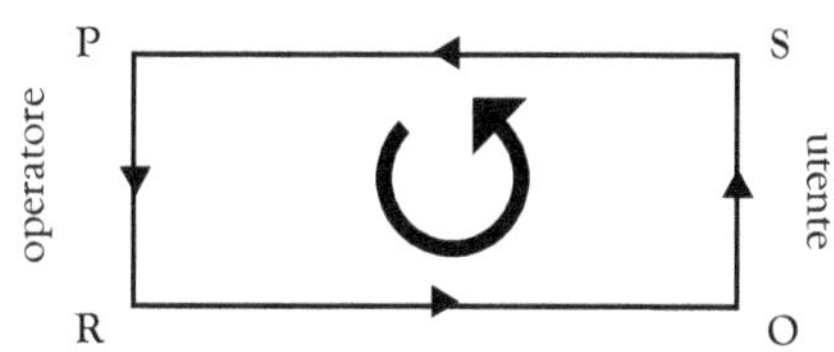

Operatore = Persona
Paziente = Soggetto

Nella posizione relazionale il rapporto è co-costruito dalle persone coinvolte. Ciò vuol dire che non esiste un modello di ruolo *a priori* ma un processo circolare retroattivo di negoziazione e riconoscimento reciproco che include nel rapporto le dinamiche emotive, cognitive e comportamentali dell'operatore e dell'utente nei diversi momenti dell'interazione.

La comunicazione è mediata dal Ruolo, inteso come *sotto-insieme specializzato della Persona*, che la Persona orienta sulla base del proprio vissuto complessivo e delle proprie risorse e competenze d'ascolto dell'utente-Soggetto. La comunicazione col paziente si svolge nell'ambito di un dialogo interno Ruolo-Persona che seleziona e governa il contenuto e la forma dei messaggi e delle strategie attivate nella terapia.

Ciò permette al paziente di partecipare alla cura, comunicando di volta in volta i propri vissuti in modo aperto e personale. L'operatore ha maggior controllo sulla relazione e si garantisce la massima possibilità di manovra mentre riduce gli errori d'interpretazione dei messaggi dell'altro dovuti alla difficoltà di riconoscere il contributo della Persona all'organizzazione del significato di tali messaggi.

La declinazione relazionale della comunicazione operatore-utente considera tale comunicazione come uno scambio tra *sistemi aperti* e individua nella qualità di tale interazione un fattore di efficacia ed efficienza del percorso terapeutico.

Oltre ad una elevata attenzione per la psicologia del soggetto questo approccio indaga e valorizza la psicologia della persona nel ruolo di operatore *mentre si rapporta con l'utente.* Ciò vuol dire che il *focus* è posto, più che sulle dinamiche individuali, sulla relazione e sul modo di gestirla di volta in volta nel singolo caso.

Il presupposto è, come amava dire Milton Erickson: "il paziente A è diverso dal paziente B" (Erickson, 1954), intendendo che l'operatore ha la responsabilità di assicurare a ogni Soggetto un trattamento rispettoso delle differenze psicologiche che lo caratterizzano.

In questa posizione nessun asse comunicativo risulta interrotto: c'è una continua circolarità nello scambio tra ruoli e tra persone. È bene precisare che la comunicazione è comunque mediata dal ruolo così da limitare al massimo l'eventualità di un invischiamento tra operatore e utente.

Il modello relazionale si distingue dagli altri per il fatto che operatore-Ruolo e operatore-Persona dialogano, considerano la reciproca influenza nel determinare quanto verrà comunicato al Soggetto-paziente, accettano le emozioni suscitate dal contesto terapeutico e sono in grado di utilizzarle come risorse a favore della cura evitando di considerarle vincoli o minacce alla relazione professionale.

La posizione relazionale sin qui prospettata come l'*optimum* della comunicazione operatore-utente si caratterizza per il forte impegno personale del operatore-professionista, impegno che nella maggior parte dei casi può risultare insufficiente se non accompagnato da un addestramento specifico in tecniche d'interazione. Il presidio continuo dell'interfaccia persona-ruolo e delle dinamiche con l'utenza richiede la conoscenza e la pratica di modelli di comunicazione efficaci e flessibili che molto di rado fanno parte dei curricula specialistici, soprattutto in Italia.

La recente introduzione del programma di Educazione Continua in professionisti della salutena (E.C.M.) offre a tutti gli operatori occasioni di aggiornamento e di addestramento intensivo in tecniche di comunicazione con l'utenza focalizzate sullo sviluppo degli stili comunicativi personali.

La nostra proposta di un modello integrato di comunicazione clinica derivato dalla Scuola di Palo Alto e dalla Programmazione Neuro-linguistica (PNL) (Bandler, Grinder, 1975) ha l'obiettivo di fornire strumenti d'interazione con l'utenza utili e d'immediata applicabilità a tutti gli specialisti dell'ambito sanitario. Tali strumenti consentono infatti di acquisire e controllare la relazione con l'utente all'interno di una posizione relazionale, di conseguire risultati in modo rapido e tutelare ad un tempo la persona dell'operatore e quella del paziente.

In particolare dalla pragmatica della comunicazione umana (scuola di Palo Alto) è possibile trarre indicazioni sulla pianificazione strategica dell'intervento con l'utente in ogni momento della relazione; la PNL offre specifiche metodologie per migliorare l'efficacia della comunicazione sotto il profilo verbale, non verbale e para-verbale e avvicina l'interazione operatore-utente alla "posizione relazionale". La combinazione dei due approcci, lungi dal formulare ricette per la comunicazione efficace e la gestione del ruolo, afferma l'importanza della soggettività degli operatori e incoraggia l'utilizzo della creatività nella soluzione dei problemi così da individuare soluzioni *ad hoc* per ciascun utente basate sull'investimento strategico delle risorse soggettive del singolo operatore.

CAPITOLO 3
LA COMUNICAZIONE COME SISTEMA

"Per capire se stesso
l'uomo ha bisogno di essere capito dall'altro.
Per essere capito dall'altro,
ha bisogno di capire l'altro."
Hora

Tra i gruppi di studio il cui lavoro ha contribuito in modo determinate alla conoscenza del funzionamento della comunicazione umana e all'utilizzo di strategie e tattiche per il miglioramento delle relazioni e la risoluzione di conflitti, quello noto come "Scuola di Palo Alto" (California) è senza dubbio il più interessante e ricco di contributi. Attiva sin dagli anni '70 e sorta inizialmente intorno al carisma e allo spirito d'innovazione di Gregory Bateson e Don D. Jackson, la Scuola di Palo Alto deve la sua notorietà nel mondo soprattutto al lavoro di Paul Watzlawick, che ha diffuso con stile e rigore il modello sistemico della comunicazione umana, modello che è il progenitore dell'attuale comunicazione strategica.

In uno dei lavori più importanti del gruppo californiano, intitolato "La pragmatica della comunicazione umana", è contenuta una fondamentale definizione:

> *"La comunicazione tra due o più persone è un processo circolare finalizzato al reciproco influenzamento" (Watzlawick, Beavin e Jackson, 1974).*

Il presupposto della Scuola di Palo Alto è che l'interazione umana possa essere considerata come un *sistema*. Per sistema s'intende un insieme costituito dai comunicanti, dai loro comportamenti e dalle relazioni a cui danno luogo. Le relazioni mantengono in vita il sistema, che è qualcosa di più e di diverso rispetto alle singole parti che lo compongono. In altre parole, in assenza di relazioni tra le parti del sistema, il sistema tende a deteriorarsi e le parti stesse ne risultano danneggiate. Ogni persona è coinvolta in modo più o meno consapevole in una rete di interazioni (il sistema) da cui dipende il suo benessere o il malessere e di cui è parte attiva e responsabile. Ne deriva che qualunque variazione di una parte del sistema influenza lo stato in cui si trovavano tutte le sue altre parti.

L'approccio sistemico alla comunicazione si occupa di *come* le relazioni umane si producano mediante l'interazione e non del *perché* ciò accada.

Le implicazioni delle proprietà dei sistemi relative alla comunicazione sono:

- *Totalità:* ciascun parlante è sotto l'influenza dell'altro. Entrambi sono impegnati nella costruzione di *regole* per definirsi reciprocamente all'interno della relazione.
- *Retroazione (o Feed-back):* il comportamento dei comunicanti è uno scambio continuo di commenti sui reciproci messaggi. I commenti concorrono a costruire le regole del sistema.
- *Equifinalità:* i parametri interni del singolo individuo non sono predittivi del risultato della comunicazione. È il sistema, inteso come qualcosa di più e di diverso dalla somma delle sue parti" che orienta l'esito delle mosse comunicative.

Queste considerazioni in apparenza molto astratte, danno luogo al modello sistemico della comunicazione umana che, come vedremo, applicato alle relazioni produce conseguenze molto concrete.

LE PROPRIETÀ DEI SISTEMI

Totalità

Un sistema è un "tutto" inscindibile, diverso e superiore rispetto agli elementi che lo compongono.

Retroazione (o Feed-back)

Le parti del sistema sono collegate da relazioni di tipo circolare e non di causa-effetto. In qualunque momento osserviamo un sistema siamo impossibilitati a definire l'origine della catena di interazioni retroattive.

La *retroazione positiva* comporta un aumento dello squilibrio del sistema. La *retroazione negativa* comporta un aumento di stabilità.

Equifinalità

Il comportamento dei sistemi non può essere spiegato con le loro condizioni iniziali ma attraverso la loro organizzazione dinamica interna.

Condizioni iniziali diverse possono produrre gli stessi risultati.

Condizioni iniziali uguali possono produrre risultati diversi.

Il processo d'interazione tra le parti genera le condizioni di un sistema, non le parti in sé.

GLI ASSIOMI DELLA COMUNICAZIONE

L'intero impianto delle tecniche e delle strategie della Scuola di Palo Alto si basa su un insieme di presupposti chiamati "*Assiomi della comunicazione*". Gli assiomi sono principi non formalmente dimostrati su cui si basa lo studio dell'interazione umana di Watzlawick e colleghi. Il fascino di proposizioni semplici come gli assiomi sta nel fatto che sono di un'evidenza disarmante e che obbligano i lettori più coscienziosi e attenti, compresi gli operatori sanitari, a rivedere almeno in parte alcune delle abituali e spontanee modalità di comunicazione.

"È IMPOSSIBILE NON COMUNICARE"

Da un punto di vista pragmatico, ogni volta che siamo in presenza di un altro essere umano tutti i nostri comportamenti hanno un valore comunicativo, e ciò accade indipendentemente dalla nostra volontà di inviare messaggi. L'altro, presente con noi nel sistema, elabora e interpreta i nostri comportamenti per trarne una qualche informazione mentre, più o meno consapevolmente facciamo altrettanto.

Tra le numerose situazioni della vita quotidiana in cui è possibile sperimentare il significato di questo assioma, il comportamento delle persone all'interno di un ascensore è paradigmatico. Individui che non si conoscono tendo a limitare al massimo la gamma dei propri movimenti, guardano in basso, dritto nel vuoto o leggono e rileggono la targhetta contenente le specifiche tecniche dell'ascensore. È così, attraverso questi specifici movimenti, che comunicano vicendevolmente di non voler comunicare.

In ambito sanitario, l'impossibilità di non comunicare va tenuta costantemente presente nel rapporto coi pazienti, che spesso prestano un'elevata attenzione ai minimi comportamenti dell'operatore, di cui tendono a sovrastimare il valore comunicativo. Per questo motivo l'efficacia dell'operatore può aumentare soprattutto grazie a maggiore consapevolezza e controllo di tutti gli aspetti del proprio comportamento.

"LA NATURA DI UNA RELAZIONE DIPENDE DALLA PUNTEGGIATURA DELLE SEQUENZE DI COMUNICAZIONE TRA I COMUNICANTI"

I comunicanti sono in genere inconsapevoli della dinamica della relazione che stanno costruendo e delle regole d'interazione che la governano, perché ciascuno percepisce il processo dal proprio punto di vista, in termini di causa-effetto.

Esempio.

Tra A e B si è creata una situazione di incomunicabilità.

A si chiude in se stesso perché sostiene che B sia indiscreto.

B sostiene che A sia chiuso in se stesso e quindi cerca di avvicinarglisi, gli fa delle domande, lo osserva con attenzione, ecc.

I due definiscono la situazione secondo il proprio punto di vista in termini di causa-effetto. Questo fenomeno è chiamato dai teorici della comunicazione **punteggiatura**.

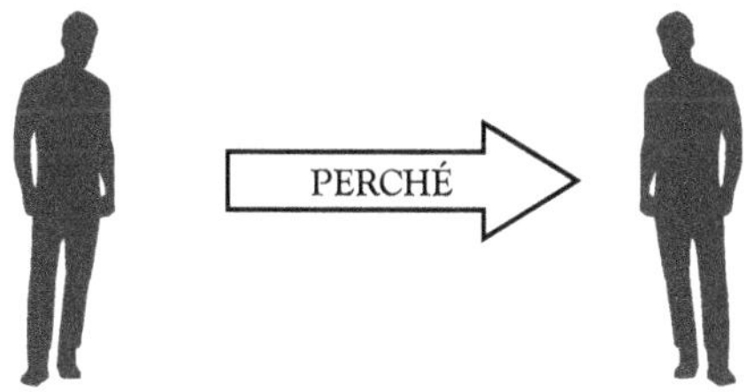

Mi chiudo in me stesso Sei invadente

Da un punto di vista sistemico quello che sta accadendo tra A e B può essere rappresentato nel modo seguente:

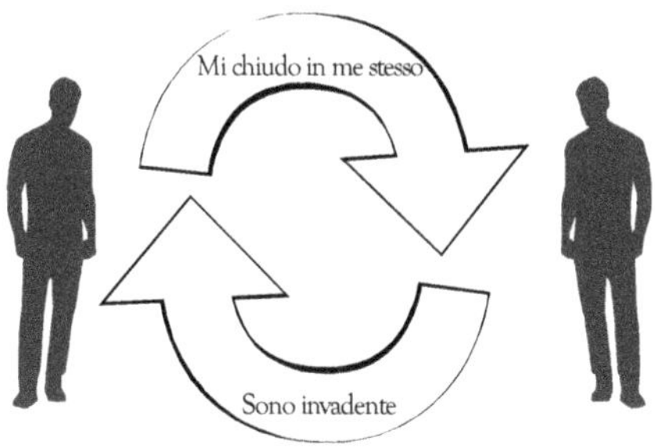

Più A si chiude in se stesso, più B è indiscreto. Ma entrambi sostengono di avere ottime ragioni per procedere in questa definizione della relazione. In sostanza il modo i cui i comunicanti punteggiano le sequenze di comunicazione definisce la relazione stessa.

Il solo modo per uscire da quest'*empasse* che potrebbe continuare teoricamente all'infinito è che A e B comincino a *comunicare sulla propria comunicazione*, cioè inizino a *meta-comunicare*.

Questo assioma contiene un forte richiamo alla responsabilità comunicativa dell'operatore sanitario. Se il paziente non risponde in modo adeguato alla relazione, se per esempio si mostra oppositivo, l'operatore ha il dovere di chiedersi che cosa nel proprio comportamento può avere innescato una tale reazione. La capacità di leggere la circolarità del processo comunicativo è un potente strumento di influenzamento e può aiutare in ogni momento l'operatore a correggere comunicazioni potenzialmente conflittuali.

I LIVELLI DELLA COMUNICAZIONE

"GLI ESSERI UMANI COMUNICANO SIA CON IL MODULO NUMERICO (VERBALE) CHE CON QUELLO ANALOGICO (NON-VERBALE)."

Il significato di un messaggio è veicolato dell'interazione di tre livelli di comunicazione:

- **livello verbale**: riguarda le parole che compongono il messaggio;
- **livello para-verbale**: il tono, il timbro, il ritmo ed il volume della voce che emette il messaggio;
- **livello non-verbale**: comprende la gestualità, l'espressione facciale, la postura di chi formula il messaggio.

Secondo i teorici della comunicazione il livello verbale attiene al *contenuto* della comunicazione, mentre i livelli para-verbale e non-verbale trasmettono informazioni circa la *relazione* che desideriamo instaurare o mantenere con l'interlocutore. Se da una parte l'atto comunicativo è finalizzato alla trasmissione di informazioni, da un'altra è un processo che impegna costantemente due o più persone nella definizione della relazione che intendono stabilire e del ruolo che vogliono giocare con l'altro o gli altri.

Numerosi studi sull'efficacia della comunicazione, iniziati negli Stati Uniti (Mehrabian, 1972) e attualmente riconfermati, evidenziano che i tre livelli hanno un diverso impatto sull'ascoltatore. L'efficacia della comunicazione dipende:

- per il **7%** dal contenuto del messaggio (parole)
- per il **38%** dalle qualità analogiche della voce (tono, tempo, timbro, volume)
- per il **55%** dal linguaggio non-verbale (gestualità, postura, espressioni facciali, ecc.)

Il fatto che l'efficacia della comunicazione dipenda per il 55% dal non-verbale può essere spiegato se si pensa che il linguaggio non-verbale trasmette informazioni sulla relazione, sui processi interpersonali che il comunicante sta suscitando nell'altro. Il linguaggio del corpo è il primo ad essersi sviluppato nella storia della comunicazione umana, è il più antico e perciò è anche quello su cui, a livello profondo, siamo portati a concentrarci per capire chi abbiamo davanti.

Ogni discrepanza tra il linguaggio non-verbale e il linguaggio verbale genera in chi riceve il messaggio sensazioni di disagio, di sfiducia o di chiusura. Perciò la comunicazione è efficace quando i canali verbale, para-verbale e non-verbale trasmettono lo stesso significato. In questo caso si parla di *congruenza* della comunicazione.

Se uno dei tre canali veicola un significato differente dagli altri la comunicazione è definita *incongruente*. La comunicazione incongruente è inefficace perché genera confusione circa il contenuto e conflitto nella relazione.

Esempio.

Se A dice a B: "Sono molto interessato a quello che dici!" e nel frattempo tiene il busto distante da B e guarda altrove il comportamento non verbale tradisce il contenuto verbale del messaggio.

Il risultato è che l'intenzione di A di manifestare interesse è diversa dal risultato ottenuto, perché B percepirà che l'altro non è affatto interessato alla comunicazione.

Ogni volta che l'intenzione del parlante è diversa dal risultato comunicato dall'interlocutore può essersi verificata una discrepanza tra verbale, non-verbale e para-verbale.

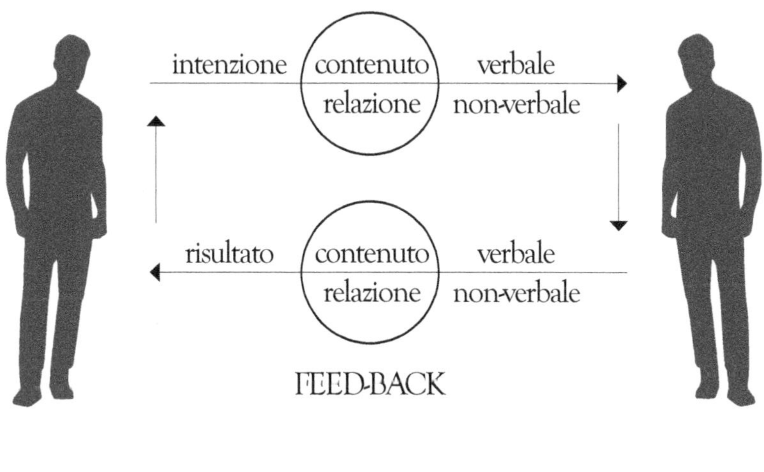

"TUTTI GLI SCAMBI DI COMUNICAZIONE SONO SIMMETRICI O COMPLEMENTARI, A SECONDA CHE SIANO BASATI SULL'UGUAGLIANZA O SULLA DIFFERENZA."

Due persone impegnate nella comunicazione stabiliscono una **relazione simmetrica** quando intendono definire ruoli simili e rivendicare lo stesso potere di influenzamento sulla relazione.

Quando tra due comunicanti uno assume un ruolo dominante (one-up) si instaura una **relazione complementare**.

Una stessa relazione può attraversare fasi di complementarietà e simmetria. Nessuno dei due tipi di scambio è in sé funzionale o disfunzionale, a meno che la posizione degli interlocutori non si irrigidisca su una singola modalità di funzionamento.

Il conflitto scaturisce quando le persone sono in disaccordo rispetto ai reciproci ruoli all'interno di una relazione.

Se in una relazione simmetrica uno dei comunicanti vuole definire il ruolo dell'altro in una posizione complementare, l'altro reagirà simmetricamente e avanzerà la medesima pretesa. Si scatenerà una lotta di potere chiamata *escalation simmetrica* che se non risolta produrrà una **relazione simmetrica rigida.**

Analoghi conflitti possono scatenarsi all'interno di una relazione complementare se, per esempio, uno dei comunicanti proponesse modalità comunicative simmetriche.

La relazione col paziente è per definizione di tipo complementare, con l'operatore in posizione *one-up*. L'operatore, nell'interesse del paziente, ha il dovere di mantenere questa distribuzione del potere e contrastare con strategia ogni eventuale richiesta di simmetria da parte del paziente. Un paziente che ritenesse di avere lo stesso "potere" di chi lo deve curare finirebbe per sottrarsi alle indicazioni, "correggere" deliberatamente la cura e ridurre progressivamente la fiducia nei confronti dell'operatore.

IL FEED-BACK

Il *feed-back* o "retroazione" è il fenomeno che mantiene la circolarità del sistema comunicativo tra due o più persone e determina lo stato della loro relazione in termini di simmetria o complementarietà, di stabilità o instabilità e di fluidità o rigidità. Senza *feed-back* non si ha relazione.

Come ogni comunicazione il *feed-back* può essere verbale, para-verbale e non-verbale e costituire un messaggio di commento del contenuto e del processo dell'interazione.

Sul piano della costruzione dei ruoli all'interno della relazione i comunicanti possono trasmettersi reciprocamente tre tipi di *feed-back*:

Conferma: A accetta la definizione del ruolo e della relazione proposta da B.

Rifiuto: A rifiuta la definizione del ruolo e della relazione proposta da B pur riconoscendolo come interlocutore.

Disconferma: A nega e ignora B come se non esistesse.

Se il *feed-back* di rifiuto può essere in certi casi costruttivo per la relazione (per esempio quando si rifiuta di accettare che l'altro si definisca "malato" o "incapace"), la disconferma è sempre distruttiva e prelude ad una completa inefficacia della relazione.

Su un piano strategico, ciò significa che, indipendentemente dal quello che dice e da come lo dice, il paziente deve sempre essere ascoltato. Per mantenere la relazione, l'operatore può confermare o rifiutare i messaggi che riceve, ma sempre con un atteggiamento di riconoscimento dell'altro come interlocutore. Le reazioni alla disconferma sono generalmente negative per la relazione.

L'EFFETTO LIMITANTE DELLA COMUNICAZIONE

Secondo Paul Watzlawick, la costruzione di qualunque relazione umana è governata dall'*effetto limitante della comunicazione*. Questo effetto consiste nella riduzione progressiva dei comportamenti logicamente ammessi tra due comunicanti impegnati in una relazione per un certo tempo.

Citando Watzalawick e colleghi:

> *"In una sequenza di comunicazione, ogni scambio di messaggi restringe il numero delle possibili mosse successive" (Watzlawick et al., 1975).*

Quest'effetto tutela la stabilità del sistema perché ne riduce il grado di complessità e d'incertezza. Nonostante ciò, all'effetto limitante della comunicazione sono imputabili situazioni in cui due persone si sentono prese in un gioco senza fine da cui non riescono a uscire, perché le mosse logicamente ammesse all'interno della loro relazione sono estremamente ridotte e nessuna conduce al cambiamento o è desiderabile.

Queste considerazioni possono essere meglio comprese utilizzando la metafora della partita a scacchi, spesso utilizzata da Paul Watzlawick e ripresa da tanti suoi allievi. Si immagini che le relazioni funzionino come una partita a scacchi. All'inizio di una partita, entrambi i giocatori hanno a disposizione un numero di mosse virtualmente infinito. Allo stesso modo, due persone che cominciano una relazione sono libere di muoversi entro una gamma molto vasta di comportamenti. A partita cominciata, è sufficiente che il primo giocatore muova una delle sue pedine perché l'altro, da un punto di vista logico, veda ridursi il numero di mosse disponibili valide come risposta. Via via che la partita prosegue, si procede con il ridursi progressivo delle mosse a disposizione di entrambi i soggetti, sinché si ha un vincitore e un vinto. Nelle relazioni va allo stesso modo.

In ambito sanitario, la comunicazione non dovrebbe mai individuare vincitori e vinti. La comunicazione col paziente è una partita a scacchi in cui o si vince entrambi, o si perde entrambi. Per questo l'abilità strategica dell'operatore è quella di agire sull'effetto limitante della comunicazione per mantenere sempre elevato il numero di "mosse" disponibili a entrambi, ricordando che quando la relazione non funziona rimangono solo due mosse possibili, entrambe indesiderate e controproducenti soprattutto in ambito sanitario: l'attacco o la fuga.

GLI ASSIOMI DELLA COMUNICAZIONE

(P. Watzlawick; J.H. Beavin; D.D. Jackson, 1974)

È impossibile non comunicare

Ogni comunicazione ha un aspetto di contenuto ed uno di relazione.

La natura di una relazione dipende dalla punteggiatura delle sequenze di comunicazione tra i comunicanti.

Gli esseri umani comunicano sia con il modulo numerico (verbale) che con quello analogico (non-verbale). Il linguaggio numerico ha una sintassi logica assai complessa e di estrema efficacia, ma manca di una semantica adeguata nel settore della relazione, mentre il linguaggio analogico ha la semantica ma è privo di una sintassi adeguata per definire senza ambiguità la natura delle relazioni.

Tutti gli scambi di comunicazione sono simmetrici o complementari, a seconda che siano basati sull'uguaglianza o sulla differenza.

CAPITOLO 4
LA PROGRAMMAZIONE NEURO-LINGUISTICA

Non mordermi il dito; guarda dove indica.
W.S. McCulloch

CENNI STORICI

La Programmazione Neuro-Linguistica, in una sintetica definizione dei suoi inventori, Richard Bandler e John Grinder, è lo studio dell'esperienza soggettiva (1975). Per "esperienza soggettiva" si intende il risultato dell'interazione tra persona e mondo, il complesso di cognizioni, emozioni e comportamenti che ogni singolo individuo elabora a livello del sistema nervoso centrale per costruire sistemi di significati e strategie per rapportarsi con la realtà in cui è immerso. Al di là di questa definizione tecnica e allo stesso tempo molto generale, occorre dire che la sigla PNL racchiude costellazioni di ricerche, di metodi e di strategie sviluppate a partire dagli anni '70 allo scopo di migliorare le capacità terapeutiche e\o persuasive degli individui.

I fondamenti della Programmazione Neuro-Linguistica si devono al fortunato incontro di due studenti dell'Università di Santa Cruz (California), che - così vuole una delle tante leggende sorte intorno alla PNL - escogitarono quasi per caso un metodo di decodifica, codifica e cambiamento della comunicazione umana destinato a rivoluzionare letteralmente molti campi dell'agire umano.

Osservando con rigore il lavoro di figure eminenti come Virginia Satir (loro docente di terapia familiare), Milton Erikson e Fritz Pearls -tutti psicoterapeuti diventati famosi per le loro capacità "magiche" di trattare in breve tempo anche i casi più complicati-, Bandler e Grinder scoprirono che queste persone così eccellenti avevano sviluppato in modo del tutto inconsapevole schemi d'interazione simili. Una volta scoperti questi schemi, i fautori della PNL hanno trovato un modo per insegnarli al maggior numero possibile di persone.

Leggendo i testi di Bandler e Grinder appare evidente che l'impegno e la serietà del loro lavoro va ben oltre l'incontro goliardico che avrebbe quasi per incanto generato uno strumento così potente come la PNL. La portata delle prime scoperte dei due autori fu da subito tale da far loro meritare l'attenzione e le lodi di scienziati di prima grandezza come Gregory Bateson e il già citato Milton Erikson, che hanno firmato entusiastiche prefazioni dei primi libri di PNL, tutti usciti nella metà degli anni '70.

La Programmazione Neuro-Linguistica diventerà però nota al grande pubblico soprattutto negli anni '80 e '90, diventando prima negli Stati Uniti e, poi, in Europa quasi una moda. Le psicoterapie, la pubblicità, il *marketing* e la comunicazione politica hanno guadagnato molta efficacia ed efficienza grazie al lavoro di Bandler e Grinder e dei loro allievi più celebri come Robert Dilts e David Gordon. Ma l'immensa popolarità del modello PNL ha anche prodotto un pullulare di "scuole" e "istituti" che si sono discostati, talvolta notevolmente, dal modello di base, dando luogo a un'infinità di altri modelli che di rado possono vantare il livello dei primi autori.

Per questo motivo non deve stupire la diffidenza che, ancora oggi, la Programmazione Neuro-Linguistica suscita a livello accademico. Da una parte c'è il fatto che l'intera disciplina proviene da due non psicologi (Bandler era un matematico e informatico, Grinder un linguista), cosa che di sicuro sconcerta l'*establishment* universitario; da un'altra parte alcune applicazioni della PNL sono state rivestite di un alone miracoloso verso il quale, effettivamente, anche il professionista della salute e lo psicologo di più aperte vedute possono nutrire riserve e resistenze sul metodo. A questo si aggiunga il fatto che, attraverso un sistema di master e certificazioni articolato in molti livelli, vengono abilitate all'insegnamento di un modello così potente e delicato di comunicazione umana persone che non hanno conoscenze o competenze psicologiche più ampie e questo forse ha indebolito la diffusione del modello tra le professioni sanitarie specializzate, paradossalmente quelle che ne trarrebbero maggiore vantaggio e ne farebbero l'uso più attento e coscienzioso

Nei due capitoli di questo libro dedicati alla Programmazione Neuro-Linguistica abbiamo deciso di illustrare gli aspetti che consideriamo essenziali e di immediata utilità pratica per gli operatori sanitari, cercando con attenzione di concentrarci unicamente sulle basi della PNL, quella dei primi lavori dei suoi scopritori.

I PRESUPPOSTI DELLA PNL

La PNL indaga la comunicazione dell'individuo con se stesso, con gli altri e col mondo nelle sue principali declinazioni (verbale, para-verbale e non verbale) allo scopo di descrivere le sequenze con cui avviene e di offrire tecniche e strumenti per aumentarne l'efficacia.

La PNL è un *modello* e non una teoria. Un modello è una descrizione di come qualcosa opera e non del perché opera (Bandler e Grinder, 1975).

Il modello PNL della comunicazione non si pone dunque come "vero" o "giusto", ma assume come criterio di validità l'efficacia della sua applicazione. Per questa ragione la PNL non interpreta né giudica le persone, né le confronta con alcun concetto a priori di "normalità".

Il comportamento soggettivo tende ad organizzarsi in configurazioni relativamente stabili denominate *programmi*. I programmi descrivono processi di [input sensoriale] à [elaborazione interna] à [out-put] comportamentale che avvengono a livello cerebrale ed hanno correlati fisiologici (modificazione della postura, del tono di voce, del respiro, ecc.).

Non è possibile conoscere con precisione la composizione e la dinamica neurologica dei programmi di comunicazione e comportamento, ma grazie al modello PNL i programmi si possono descrivere e modificare studiando le loro manifestazioni osservabili: il linguaggio e la fisiologia di chi li adopera.

LA PROGRAMMAZIONE NEURO-LINGUISTICA
[R. Bandler, J. Grinder, 1974)

PROGRAMMAZIONE: si riferisce alla possibilità della "programmazione dei programmi" utilizzati nella comunicazione. Il cervello programma e ri-programma di continuo i nostri stati interni. La PNL è un procedimento per codificare, trasferire, guidare e modificare i programmi. In PNL per "programmi" si intendono sequenze relativamente stabili di comportamenti finalizzate ad un risultato.

NEURO: i programmi dipendono dall'attività neuronale e sono sequenze di attivazione e disattivazione di aree cerebrali.

LINGUISTICA: i programmi hanno correlati comportamentali e comunicativi: il linguaggio, verbale, non verbale e prossemico.

È possibile conoscere i programmi solo attraverso l'osservazione delle loro componenti linguistiche e comportamentali.

Al fine di comprendere a fondo ed utilizzare nel migliore dei modi il modello comunicativo proposto dalla PNL, è fondamentale commentare alcuni suoi presupposti, enunciati da Bandler e Grinder all'inizio del loro complesso lavoro di ricerca. Tali asserzioni non costituiscono delle "verità scientifiche" dimostrabili, ma più semplicemente degli "utili criteri" che possano favorire un esercizio consapevole e responsabile delle tecniche di comunicazione illustrate nei capitoli seguenti. L'obiettivo di questi presupposti è stimolare l'acquisizione di un approccio libero e aperto, approccio necessario all'apprendimento di una comunicazione realmente strategica.

1) "OGNI COMPORTAMENTO È UNA TRASFORMAZIONE DI PROCESSI NEURALI INTERNI, PERTANTO FORNISCE INFORMAZIONI CIRCA QUESTI PROCESSI."

Il linguaggio verbale (parole), il linguaggio para verbale (qualità analogiche della voce) ed il linguaggio non verbale (postura, gesti, espressioni facciali, movimenti oculari, respiro, etc.) rappresentano comportamenti comunicativi strettamente correlati all'attività del sistema nervoso centrale. Ogni nostro comportamento è infatti il risultato di processi neurali interni, più o meno consapevoli.

Attraverso un'attenta analisi dei diversi livelli del linguaggio è dunque possibile trarre indicazioni circa i suoi correlati neurologici. Ad esempio, ascoltando le parole usate dall'interlocutore, è possibile risalire all'area cerebrale che egli predilige per rappresentare la realtà (*vedi Capitolo "I Sistemi Rappresentazionali"*) oppure osservando la sua postura ed i suoi gesti, è possibile avere indicazioni circa la sua propensione all'ascolto (*vedi Capitolo "Il Rapport"*).

In ambito sanitario, è particolarmente utile comprendere gli "stati interni" del paziente, al fine di scegliere le parole più comprensibili, adottare gli atteggiamenti più motivanti, formulare le domande più utili, entrare più rapidamente in empatia. La rappresentazione di "come ci sentiamo", infatti, non solo è fortemente personalizzata, ma viene prodotta attraverso processi neurali ridondanti e soggettivi. Per conoscere tali processi ed utilizzarli strategicamente nella relazione clinica, occorre porre una rinnovata attenzione sui rispettivi correlati comunicativi.

2) "OGNI COMPORTAMENTO ERA O È ADATTIVO, TENENDO PRESENTE IL CONTESTO IN CUI VENIVA APPRESO."

Il cervello umano produce comportamenti appropriati in rapporto ai singoli contesti. La capacità d'apprendimento di cui disponiamo è sorprendente e ci permette di adattarci in modo ottimale alla maggior parte delle situazioni. Alcuni modi di agire, comunicare, pensare vengono sperimentati in un particolare momento della vita e, se efficaci ed utili, vengono appresi e ripetuti, diventando nel tempo ridondanti ed inconsapevoli. Si pensi, ad esempio, alla "capacità di camminare". Normalmente appresa nella prima infanzia, diviene con il tempo una capacità che esercitiamo in modo automatico, permanente ed adattabile a vari contesti. Se in questo caso si tratta di una competenza indubbiamente utile, si pensi invece alla capacità di "scoraggiarsi di fronte ad un problema". Anche se nella vita ne sperimentassimo in alcuni casi l'utilità, rendere questo comportamento automatico, permanente ed adattabile a tutti i contesti non sarebbe certo funzionale.

Eppure a volte accade proprio questo: ognuno di noi è continuamente impegnato a "programmare" e "ri-programmare" il proprio modo di essere, costruendo così un patrimonio di comportamenti, certamente adattivi nel momento in cui venivano appresi, ma spesso ripetuti automaticamente anche se divenuti privi di ogni utilità (ad esempio: convinzioni limitanti, pensieri negativi, atteggiamenti disfunzionali, etc.).

In ambito clinico, questo presupposto sottolinea l'importanza del vissuto e, di conseguenza, dei comportamenti che il paziente porta nella relazione sanitaria. Il compito del professionista potrebbe essere quello di accogliere ed utilizzare i "programmi" più utili proposti dall'interlocutore o, viceversa, guidarlo nel "ri-programmare" la sua rappresentazione del mondo *(vedi Capitolo "L'arte di fare domande: il Metamodello")*.

3) "IL SIGNIFICATO DELLA COMUNICAZIONE È NEL RISULTATO CHE ESSA OTTIENE (FEED-BACK)".

Il *feed-back* è la risposta conseguente all'invio di un messaggio (verbale, non verbale, para-verbale) ed il *solo* indicatore dell'efficacia della comunicazione. Ogni qualvolta sperimentiamo una differenza tra le *intenzioni* con cui comunichiamo ed i *risultati* (*feed-back*) che otteniamo, la comunicazione può considerarsi non riuscita. Se invece il *feed-back* dell'interlocutore corrisponde all'intenzione la comunicazione può definirsi efficace. La reazione dell'altro è, in sintesi, l'unico criterio di efficacia del nostro comportamento di relazione.

Questo presupposto rappresenta una "rivoluzione copernicana" nella struttura della comunicazione umana, affermando che il significato reale della nostra comunicazione non sta in quello che credo di aver comunicato, ma in quello che l'altro ha effettivamente compreso. In altre parole, un comunicatore davvero efficace non può avere consapevolezza di ciò che ha trasmesso fino a che non riceve un *feed-back* (positivo o negativo).

In ambito sanitario, questo presupposto è particolarmente prezioso: quando il *feed-back* che riceviamo non corrisponde alle nostre aspettative è inutile insistere sulle stesse modalità comunicative rivelatesi inefficaci ed accusare il paziente di non ascoltarci, di aver frainteso o di essere incapace di capirci. È certamente più strategico rimodulare la nostra comunicazione in funzione di un *feed-back* maggiormente in linea con i nostri obiettivi. Una inadeguata e protratta disattenzione ai *feed-back* può infatti comportare l'irrigidimento e l'interruzione della comunicazione, che spesso ci induce a considerare l'interlocutore "difficile", "cattivo", "incapace", "intrattabile".

4) "OGNUNO È RESPONSABILE DELLA PROPRIA COMUNICAZIONE."

La comunicazione è sotto il controllo di chi la emette. La responsabilità degli esiti del processo comunicativo è dell'individuo che lo promuove. Anche se alcuni aspetti del comportamento interattivo, in genere quelli non-verbali (ad esempio distanze, gesti, posture, etc.) e para-verbali (tentennamenti, silenzi, tremori, etc.), ma spesso anche quelli verbali (lapsus, associazioni, gaffes, etc.), sono delegati ad un'elaborazione automatica inconscia, non per questo possono essere considerati al di fuori della responsabilità del comunicante. In tal senso, ogni *feed-back* che riceviamo dall'interlocutore deriva innanzitutto dal nostro modo di comunicare con lui, quindi è sotto la nostra responsabilità.

In ambito clinico, il professionista ha un mandato ben preciso nell'interazione con il paziente: condurre la relazione, accompagnare il paziente verso l'obiettivo, mantenere sempre elevate la motivazione e la fiducia, assicurare buoni livelli di *compliance* e gestire eventuali imprevisti *(vedi capitolo "La comunicazione strategica")*.

Tale mandato si concretizza in una consapevolezza comunicativa che diviene anche etico-professionale. Sebbene i pazienti in cura abbiano la loro parte di responsabilità nell'interazione clinica, è compito del professionista dedicare maggiore attenzione alla cura della relazione.

5) "LA MAPPA NON È IL TERRITORIO."

L'esperienza del mondo è soggettiva ed organizzata in rappresentazioni sensoriali personali. Così, diversi osservatori investono la stessa "realtà" di significati totalmente differenti, significati che derivano dall'elaborazione cerebrale degli stimoli esterni. Ciascuno di noi ha una sua personale "mappa" della realtà, in base alla quale orienta il proprio comportamento e la propria comunicazione.

Tale rappresentazione (la "mappa") non coincide con la realtà (il "territorio"): la PNL ha infatti individuato alcuni fondamentali processi *(deformazione, cancellazione, generalizzazione)* che descrivono la costruzione puramente soggettiva di mappe esistenziali. Per due o più persone il solo modo per scambiarsi informazioni su uno stesso "territorio" è condividerne le "mappe".

In ambito sanitario ciò indica che il punto di vista del paziente è legittimamente diverso da quello del professionista e viceversa. Al fine di giungere ad un'efficace comprensione reciproca, è necessario impegnarsi ad accogliere e conoscere la mappa dell'altro, quindi utilizzare la comunicazione più adeguata per mettere in comune con lui informazioni, regole, obiettivi, procedure utili all'iter terapeutico. Acquisire il linguaggio dell'altro, ci aiuta ad entrare nella sua mappa ed essere più comprensibili, chiari, motivanti, convincenti.

6) "NON ESISTONO FALLIMENTI, MA SOLO RISULTATI. OGNI ESPERIENZA UMANA È OCCASIONE DI APPRENDIMENTO."

"Giusto" e "sbagliato", "errore" e "fallimento" sono solo etichette linguistiche per denominare situazioni che non rispondono alle nostre aspettative e in cui non raggiungiamo gli obiettivi sperati.

L'abitudine di rappresentare la realtà in modo disfunzionale, attraverso etichette negative è un vero e proprio "programma" neuro-linguistico. La capacità di trasformare ogni esperienza in fonte preziosa d'apprendimento è sicuramente più utile e gratificante. È infatti possibile elevare notevolmente le nostre possibilità di successo nel futuro, se impariamo a percepire le esperienze come "risultati" dai quali trarre insegnamento per migliorarci continuamente o effettuare i cambiamenti necessari a raggiungere i nostri obiettivi.

In tal senso, ogni professionista sanitario può guidare il paziente a focalizzarsi sui "risultati" maggiormente utili nel successivo sviluppo dell'iter terapeutico. In questo modo, sarà possibile gestire al meglio qualsiasi percorso e condividere un progetto relazionale che aumenti la qualità della vita del paziente e l'efficacia della comunicazione terapeutica. Allo stesso modo, per ogni professionista sanitario è importante saper gestire in modo strategico i propri "fallimenti", trasformandoli in occasioni di crescita personale e professionale: essi costituiscono infatti un efficace feed-back per definire o ridefinire i propri obiettivi, il proprio ruolo, le aree di miglioramento.

7) "OGNUNO DI NOI POSSIEDE LE RISORSE SUFFICIENTI PER OTTENERE TUTTO CIÒ CHE VUOLE."

Le risorse di ciascuno di noi sono illimitate purché sia illimitata la nostra disponibilità ed attitudine mentale ad apprendere e ri-apprendere. In questo senso le nostre risorse possono essere mobilitate e finalizzate alla realizzazione degli obiettivi che più desideriamo. Questo presupposto enuncia che il limite delle risorse personali risiede nel modo di utilizzarle e non nelle risorse in sé. A volte, infatti, sono gli obiettivi ad essere mal formulati o irraggiungibili, indipendentemente dalle risorse utilizzate. Altre volte mobilitiamo le risorse meno adatte, con grande dispendio di energia ed altrettanta inefficacia.

Secondo la visione pragmatica della comunicazione umana che offre la PNL, ritenere a priori che un obiettivo sia irraggiungibile o che non si possiedano le risorse necessarie per raggiungerlo è assolutamente inutile, disfunzionale, demotivante. La probabilità di ottenere un risultato guidati da convinzioni limitanti di questo tipo diviene, infatti, sempre più bassa man mano che si "tenta" e si "fallisce". Un circolo vizioso che molto spesso provoca frustrazione e rabbia o addirittura demotivazione e disimpegno. Modificare l'obiettivo o variare in modo creativo le risorse utilizzate per ottenerlo rappresentano soluzioni molto più strategiche, nell'utile convinzione che ognuno di noi possiede le risorse sufficienti ad ottenere tutto ciò che vuole.

In ambito sanitario questo presupposto suggerisce che è bene monitorare costantemente le aspettative e la motivazione del paziente. Attraverso un accurato lavoro di ristrutturazione, è possibile definire in modo chiaro e condiviso obiettivi realistici e raggiungibili, guidando il paziente ad individuare e concentrarsi su tutte le risorse disponibili all'interno della relazione terapeutica.

8) "LE SCELTE SONO DESIDERABILI E MOLTEPLICI."

Il numero di scelte possibili rispetto ad una situazione dipende dal numero di punti di vista o prospettive assunte dall'osservatore. Quanto più limitata è la sua "mappa" del mondo, tanto più è difficile per lui guardare da diverse angolazioni la situazione che vorrebbe cambiare, dunque individuare soluzioni alternative per risolvere un problema.

Una sola possibilità non è una scelta. Due possibilità sono un dilemma, due possibilità in opposizione un conflitto. Tre o più possibilità invece sono una vera e propria scelta. Nella comunicazione efficace si dovrebbe agire nei confronti dell'altro per mantenere sempre elevato il numero di possibilità, evitando dilemmi e conflitti.

Ogni volta che, all'interno di una relazione sanitaria, il professionista giunge ad avere una sola possibilità comunicativa (ad esempio, etichettare il paziente come "intrattabile"), è indice di prolungata disattenzione ed inefficacia. Lo stesso dicasi nel momento in cui il paziente viene, più o meno consapevolmente, portato a vivere la medesima situazione (ad esempio, etichettare il servizio avuto come "indecente"). Le scelte relazionali, infatti, sono *desiderabili* solo nel momento in cui ci impegniamo costantemente a creare ed utilizzare diverse e più funzionali "manovre comunicative", grazie ad un atteggiamento flessibile e adattivo. Sono *molteplici* soltanto se riusciamo a comprendere che, per guidare efficacemente l'interazione clinica verso un obiettivo comune, è spesso necessario essere disponibili ad esplorare strategie relazionali alternative ed a cambiare quelle di cui abbiamo sperimentato l'inefficacia.

9) "OGNI COMPORTAMENTO È COMUNICAZIONE."

Come postulato negli assiomi della comunicazione (P. Watzlawick; J.H. Beavin; D.D. Jackson, 1974), questo presupposto ribadisce che è "impossibile non comunicare". In ogni momento della nostra vita il nostro organismo è impegnato in un costante processo di comunicazione e cambiamento dei propri ed altrui stati interni. Ogni volta che siamo in co-presenza di qualcuno, iniziamo a scambiare messaggi (verbali, para verbali, non verbali), influenzandoci reciprocamente. Stare in silenzio, essere assenti, non accorgersi della presenza dell'altro, dare le spalle: anche questi sono esempi di comportamento, dunque di comunicazione.

Non esiste un non-comportamento. Per evitare di comunicare con qualcuno dobbiamo comunque segnalargli la nostra intenzione e verificare che sia stata compresa. Dobbiamo cioè avviare un processo di comunicazione finalizzato all'influenzamento dell'altro e, per farlo, assumiamo i comportamenti che riteniamo appropriati a veicolare il nostro messaggio.

Ogni professionista della salute, può acquisire innumerevoli ed utili suggerimenti da un'attenta analisi della comunicazione del paziente. In base a tali indicazioni sarà possibile progettare o ri-progettare la relazione, personalizzare o adattare la comunicazione all'interlocutore. Nel contempo, è strategico mantenere sempre elevata la consapevolezza di ciò che si è comunicato al paziente (consapevolmente o meno) e, soprattutto, ciò che si è creduto di comunicare.

CAPITOLO 5
I SISTEMI RAPPRESENTAZIONALI

"Noi non vediamo le cose per quello che sono.
Noi le vediamo per quel che noi siamo."
Talmud

La Programmazione Neuro Linguistica parte da una premessa molto semplice: le persone conoscono il mondo esterno attraverso i propri sensi. La vista, l'udito, il tatto e l'olfatto sono i soli canali che collegano il cervello alla realtà esterna, permettono a ognuno di noi di esplorare il mondo e di interagire con esso. Tuttavia, l'esperienza della realtà è necessariamente parziale ed approssimativa. Gli stimoli colpiscono i recettori sensoriali che li traducono in sensazioni, le sensazioni vengono poi trasformate a livello centrale in percezioni ed integrate in rappresentazioni. Ciascuno di questi passaggi implica una notevole perdita della qualità dell'informazione, mentre la quantità di *input* –anche se diminuita da limitazioni di tipo percettivo, personale e sociale– supera le capacità di elaborazione del cervello e deve essere perciò ulteriormente ridotta. Così ciascuno di noi opera in modo del tutto soggettivo una selezione sugli stimoli provenienti dalla realtà allo scopo di costruirne una rappresentazione sufficientemente completa.

> *[...] Il mondo esterno è accessibile solo in quanto rappresentazione o mappa mentale inevitabilmente parziale e diversa da persona a persona. Maturana e Valera (1987) hanno paragonato la percezione umana della realtà a quella dell'equipaggio di un sottomarino. A bordo di un sottomarino è possibile scrutare il fondale o vedere la costa solo attraverso strumenti che forniscono un'immagine approssimativa del mondo esterno, una "mappa" che rappresenta soltanto una porzione del territorio percepita da strumenti elettronici e non il territorio stesso. Analogamente Bandler e Grinder affermano all'ini-*

zio del loro lavoro che la mappa non è il territorio: ci sono tante mappe dello stesso territorio quanti sono gli osservatori e ciascuno si muoverà sulla sua superficie in base alla propria mappa. Si può risalire alla mappa del mondo di un'altra persona unicamente guardando come si muove sul territorio, cioè osservando il suo comportamento all'interno di un contesto comunicativo. Il maggiore indicatore di come le persone costruiscono la propria rappresentazione della realtà è il linguaggio. [...] (Secci, 2002)

Sulla base di queste premesse, la PNL ha individuato quattro sistemi fondamentali di filtraggio ed organizzazione della realtà che le persone utilizzano abitualmente per costruire le proprie strategie d'interazione col mondo. Ciascun sistema ha lo scopo di ridurre la complessità dell'informazione sensoriale proveniente dall'esterno e trasformarla in una rappresentazione linguistica, così che possa essere utilizzata sia nella costruzione di ragionamenti, piani e strategie di comportamento che nella comunicazione con altre persone.

Questi sistemi prendono il nome di *sistemi rappresentazionali* e sono:

- **il sistema visivo** [V]: processa gli *input* visivi;
- **il sistema auditivo** [A]: processa gli *input* auditivi;
- **il sistema cinestetico (o cinestesico)** [K]: processa gli *input* di tipo olfattivo, gustativo e propriocettivo.
- **il sistema auditivo digitale** [Ad]: processa i pensieri logici elaborati da tutti gli altri sistemi rappresentazionali. È la "voce interiore", il parlare tra "sé e sé".

Tutti i sistemi, ben lungi da essere "invenzioni" della programmazione neuro-linguistica, sono collocabili a livello anatomico in aree specifiche del cervello. Per esempio, il sistema visivo, è ragionevolmente situato all'area visiva; quello cinestetico nell'area somatosensoriale e così via.

Una delle scoperte più interessanti della Pnl è che anche se ogni persona dispone dei quattro sistemi rappresentazionali ed è perfettamente in grado di utilizzarli in qualunque momento, nel corso della propria vita tende a sviluppare e privilegiarne uno, che diventa il filtro e l'elaboratore principale delle sue strategie di comportamento. Questa considerazione forse all'apparenza un po' astratta ha invece conseguenze molto concrete sia sugli stili comunicativi di ogni singolo individuo che, in senso molto più ampio, sulle scelte che ciascuno attua nella propria vita.

Grazie ai seguenti esempi, proviamo a capire quali sono le conseguenze dell'uso preferenziale di un sistema rappresentazionale nella comunicazione.

VISIVO, AUDITIVO O CINESTETICO?

La Pnl ha sviluppato una specifica tecnica d'ascolto, che si focalizza sul tipo di espressioni verbali (verbi, avverbi, ecc.) selezionato dalle persone quando comunicano la propria esperienza del mondo. Tali espressioni verbali prendono il nome di predicati sensoriali e permettono di individuare con rapidità quale sistema rappresentazionale prevale nella comunicazione dell'interlocutore.

Tre persone descrivono il film *Minority Report*. Si presti attenzione alle parole sottolineate (i predicati sensoriali):

Esempio 1.

[A] "Sono andato al cinema ad assistere al film Minority Report. *Il film era pieno d'azione, mi ha colpito molto la scena dell'arresto preventivo, il movimento degli agenti con gli zaini spaziali. L'impatto degli effetti speciali è impressionante. Nel complesso è un film molto veloce e non ho afferrato il significato di alcuni passaggi."*

[B] "Ho visto il film Minority Report. *Un'ambientazione assolutamente suggestiva, una fotografia stupenda. Gli effetti speciali sono spettacolari. In alcuni momenti era evidente l'impegno di Tom Cruise. Il film dipinge un quadro a tinte fosche della società del futuro. Ma secondo me è un film brillante, te lo consiglio, senz'ombra di dubbio."*

[C] "Ti volevo parlare del film Minority Report. *Me ne avevano detto bene e il ritmo di quella storia mi ha sbalordito. Mi è piaciuta anche la colonna sonora e i dialoghi erano molto efficaci. La trama racconta di un complotto orchestrato contro un agente speciale. Te lo consiglio, anche se il tono del film celebra in modo altisonante la società del futuro".*

Cosa hanno in comune le parole scelte in ciascuno dei tre esempi?

"A" usa quasi esclusivamente espressioni che hanno a che fare coi sistemi sensoriali del tatto, del gusto e della propriocezione, ovvero l'insieme di recettori che ci permettono di registrare la posizione del corpo nello spazio e la suo velocità. "A" usa dunque il sistema rappresentazionale cinestetico (indicato in Programmazione neuro-linguistica con la lettera K), questo vuol dire che nell'approccio con la realtà l'interesse di "A" è prevalentemente rivolto agli aspetti cinestetici di caldo/freddo, dolce/amaro, veloce/lento, leggero/pensante, ecc. Ad esempio, "A" ricorderà soprattutto le sensazioni provate durante la proiezione, la temperatura nella sala, eventuali odori, la comodità delle poltroncine del cinema, ma molto probabilmente non conserverà alcun ricordo dei paesaggi visti nel film.

"B", invece, utilizza parole relative soprattutto all'esperienza visiva della realtà. Per "C" contano i colori, le forme, l'aspetto estetico delle cose. "C" potrebbe descrivere lungamente l'aspetto dei protagonisti, ma non ricordarne affatto il nome o riconoscerne la voce registrata.

Infine "C" espone una realtà quasi interamente centrata sull'esperienza acustica, sul suono e sul rumore. Ciò indica una chiara propensione di "B" all'utilizzo del sistema rappresentazionale auditivo. "B" ricorderà con precisione la colonna sonora, alcuni dialoghi, sarà particolarmente disturbato dal minimo rumore in sala, ma, per esempio, non avrà che un vago ricordo del sapore dei pop-corn.

Prestando un ascolto attento e minuzioso alle espressioni visive, auditive o cinestetiche che l'interlocutore sceglie durante una conversazione, siamo rapidamente in grado di rispondere adeguatamente e di fare preziose ipotesi sulle strategie comunicative che con quella specifica persona risulteranno più efficaci.

Esempio 2.

> *[D]"Vede Dottore, la situazione è particolarmente cupa. Da quando è iniziato il problema io non riesco a guardare alle cose con la serenità di prima. Con mio marito è un incubo, ogni volta che mi sforzo di esporgli le nostre difficoltà mi fa scenate allucinanti e io, cieca di rabbia, alla fine osservo che forse proprio questo suo comportamento mette in luce la necessità di cominciare una terapia di coppia."*

Che tipo di paziente esprime il proprio disagio nell'esempio D? Si noti che la maggioranza dei predicati sensoriali selezionati sono di tipo visivo. È dunque ragionevole ipotizzare che abbiamo davanti una persona "visiva".

Se volessimo conoscere più a fondo la situazione di cui ci sta parlando non avrebbe senso domandarle "Cosa prova?". Infatti il verbo "provare" è un predicato cinestesico, che per le persone visive è scarsamente saliente. Vale a dire che, anche se la paziente comprende perfettamente la domanda, essendo visiva risponderà in modo povero e superficiale perché la sua rappresentazione di quella realtà è visiva e non cinestetica. Perciò, se fossimo davvero interessati a comprendere la paziente e a comunicare efficacemente con lei potremmo chiederle "Come vede più precisamente questa situazione?", oppure "Mi aiuti a capire meglio che visione ha della cosa."

> *[E]"Ascolti Dottore, la situazione è particolarmente allarmante. Da quando è iniziato il problema io non riesco a sentirmi in armonia come prima. Con mio marito è un continuo discutere, ogni volta che mi sforzo di dirgli che abbiamo difficoltà mi urla contro e io, ammutolita, alla fine gli rispondo che forse proprio questo suo comportamento concorda con la necessità di cominciare una terapia di coppia."*

Nell'esempio "E" abbiamo una paziente auditiva. Si noti che pur esprimendo la stessa esperienza della paziente precedente, questa lo fa scegliendo predicati in prevalenza auditivi. Questo ci dice che la paziente sarà, per esempio, molto attenta al tono e al volume di voce che sceglieremo nel comunicare con lei e risulterà meno collaborativa se dovessimo fare l'errore di porle domande utilizzando predicati visivi o cinestetici. Se avessimo interesse ad approfondire il discorso, potremmo chiederle "Mi parli di più, per aiutarla ho bisogno di sentire altri dettagli".

> *[F] "Senta Dottore, la situazione è particolarmente pesante. Da quando è iniziato il problema la vita mi è sfuggita di mano. Con mio marito è una lotta senza esclusione di colpi, ogni volta che sfioro il discorso delle nostre difficoltà mi attacca pesantemente, e io, che rimango di ghiaccio, alla fine gli rinfaccio che forse proprio questo suo comportamento ci porterà di corsa verso una terapia di coppia."*

La paziente dell'esempio F è fortemente cinestetica. Prevalgono infatti parole che rimandano all'esperienza propriocettiva e tattile della realtà. Intercettare la preferenza del sistema rappresentazionale cinestetico della persona significa avere la possibilità di aumentare la nostra efficacia comunicativa, come negli esempi precedenti, con discorsi che contengano espressioni cinestetiche.

È indispensabile ribadire che ognuno di noi dispone di tutti i sistemi, e che quello privilegiato diventa tale in base all'esperienza. Per esempio, lo sviluppo preferenziale del sistema visivo può essere connesso al fatto che durante l'infanzia si sia stati premiati soprattutto nell'espressione di aspetti visivi come il disegno, oppure semplicemente per l'aspetto pulito e ordinato.

La scelta di un sistema piuttosto che un altro è anche collegata alla cultura di provenienza. Per esempio, fra gli europei e i nord-americani mediamente si riscontra:

- il 45% di visivi
- il 20% di auditivi e auditivi digitali
- il 35% di cinestetici

Queste percentuali sono relative alla cultura occidentale che è ampiamente incentrata sulla trasmissione visiva degli stimoli. Si parla infatti di "cultura icoica". Nelle culture "ecoiche", quelle in cui la trasmissione della conoscenza e la maggior parte degli scambi avvengono attraverso la trasmissione dei suoni, le percentuali di visivi, auditivi e cinestetici sono esattamente ribaltate (45% di auditivi e auditivi digitali, 35% di cinestetici, 20% di visivi). Dovendo generalizzare, diciamo che sono ecoiche le culture del Medio Oriente e del Sud del Mondo. Questo in parte spiega l'elevato livello di conflittualità paesi "icoici" come gli Stati Uniti ed "ecoici" come l'Iran.

ESEMPI DI PREDICATI SENSORIALI

VISIVI	AUDITIVI	CINESTETICI	AUDITIVI DIGITALI
ABBOZZARE	intendere	MORDERE	FARE ESPERIENZA
SCHIARIRE	DIRE	APPUNTARE	PENSARE
CHIARIRE	DICHIARARE	PRENDERE LA PALLA AL BALZO	DECIDERE
VISUALIZZARE	CONVERSARE	SENSIBILIZZARE	CAMBIARE
ESAMINARE	SILLABARE	ADDOLCIRE	AVERE SCOPO
OSCURARE	RIMBOMABARE	RACCOGLIERE	CALCOLARE
GUARDARE	OFFENDERE	TOCCARE	AVERE SENSO LOGICO
VEDERE	ACCORDO	ENTRATE IN CONTATTO	AVERE BUON SENSO
RIVELARE	ESSERE TUTTO ORECCHIE	DOLORE	COMBINARE
ILLUMINARE	PIAGNUCOLARE	TOCCARE IL FONDO	IMPARARE
SCRUTARE	DESCRIVERE	IMPRESSIONARE	MOTIVARE
DISEGNARE	RACCONTARE	FONDERE	PERCEPIRE
DIPINGERE	LASGNARSI	SCUOTERE	DOMANDARSI
DEFORMARE	ASCOLTARE	PIEGARE	ABILE
IMPALLIDIRE	SILENZIO	TORCERE	UTILE
MOSTRARE	SUONARE	LACERARE	REALISTICO
IMMAGINARE	LAMENTARSI	STRINGERE	CAPACE
ANNEBBIARE	LODARE	STRIZZARE	CAPIRE
EVIDENTE	UDIRE	AFFERRARE	RAPPRESENTARE
RIFLESSO	ASSORDANTE	ADDENTARE	DOMANDARSI
SVISTA	DISSONANTE	SOFFRIRE	PERCEPIRE
	SVEGLIA	CONCRETO	VALUTARE
	TUONARE	ANDARE OLTRE	RAGIONARE

LA "MAGIA" DEI SISTEMI RAPPRESENTAZIONALI NEL DIALOGO COI PAZIENTI

Conoscere e utilizzare in ambito sanitario i sistemi rappresentazionali sortisce sui pazienti un effetto quasi magico. I professionisti che si esercitano in questa tecnica sono infatti più apprezzati e ascoltati dalle persone di cui si devono occupare, e sono anche coloro che più facilmente entrano in empatia con l'altro. E non solo sono capaci di capire più profondamente il paziente, ma avvertono un maggiore livello di autoefficacia. Usare i predicati verbali dell'altro è qualcosa che va bel oltre il mero esercizio perché permette di rappresentarsi il mondo come fa il paziente, secondo i medesimi filtri.

La scelta di un sistema rappresentazionale orienta l'individuo nella descrizione e nell'interpretazione della realtà e influenza costantemente la sua comunicazione, le sue azioni e la sua fisiologia. Le scelte linguistiche di una persona indicano quale sistema rappresentazionale privilegia e condizionano la sua esperienza della realtà.

Abbiamo visto che gli indicatori verbali dei sistemi rappresentazionali sono verbi, aggettivi, modi di dire che svelano da quale sistema la persona con cui comunichiamo stia attingendo le sue rappresentazioni. Questi indicatori prendono il nome di **predicati sensoriali**.

Attraverso l'ascolto attento dei contenuti della comunicazione è possibile individuare il canale rappresentazionale privilegiato dell'interlocutore.

- La prevalenza di predicati sensoriali visivi indica che la persona predilige il sistema rappresentazionale visivo.
- La prevalenza di predicati sensoriali auditivi indica che la persona predilige il sistema rappresentazionale auditivo.
- La prevalenza di predicati sensoriali cinestetici indica che la persona predilige il sistema rappresentazionale cinestetico.

Per riconoscere se l'interlocutore sia visivo, auditivo o cinestetico occorre nella maggior parte dei casi prestare un'attenzione che necessità di un buon addestramento.

Tuttavia, proprio in ambito sanitario, il riconoscimento del sistema rappresentazionale dei pazienti risulta più semplice che in altre situazioni. Infatti, il disagio psicologico e la sofferenza fisica producono il più delle volte un "irrigidimento" dello stile comunicativo e la selezione quasi esclusiva di predicati sensoriali appartenenti al sistema privilegiato. Ciò si spiega col fatto che in situazioni di emergenza l'organismo si adatta, al fine di semplificare e razionalizzare al massimo le proprie risorse. La rappresentazione della realtà e, di conseguenza, la comunicazione, vengono adeguate a questa necessità. Non stupisce perciò che la comunicazione di molti pazienti sia piuttosto povera di sfumature e fortemente sbilanciata su un solo sistema, quello privilegiato.

Questo si traduce in un notevole vantaggio per l'operatore sanitario, perché consente con rapidità di individuare strategie che facilitano l'interazione col paziente.

In realtà, oltre che dall'ascolto della comunicazione verbale, se si osserva con attenzione la comunicazione non verbale e si ascolta la voce del paziente (livello para-verbale) è ancora più immediato pervenire con ottima approssimazione al suo sistema rappresentazionale principale. Nella tabella seguente abbiamo indicato le caratteristiche peculiari del comportamento verbale, non-verbale e para-verbale di pazienti visivi, auditivi e cinestetici.

	VERBALE	PARAVERBALE	NONVERBALE
VISIVO	Predicati sensoriali visivi	Ritmo veloce Tono alto Volume alto	Gesticola in 3D Gestualità centrifuga Respirazione alta e veloce Postura eretta
AUDITIVO	Predicati sensoriali auditivi	Oratore Diapason Musicalità, armonia	Posizione cornetta Posture lateralizzate Gestualità alle orecchie Gesti da maestro d'orchestra
CINESTESICO	Predicati sensoriali cinestesici	Ritmo lento Tono basso Volume basso	Spalle ricurve Testa bassa Gestualità centripeta Respirazione bassa e lenta

DIALOGARE COL PAZIENTE "VISIVO" (V)

Il paziente visivo utilizza spontaneamente con maggior frequenza il sistema rappresentazionale visivo rispetto agli altri. Per lui l'organo sensoriale di riferimento sono gli occhi e ciò plasma interamente l'esperienza che ha del mondo. Perciò nella comunicazione con un paziente "V" funziona molto bene tracciare schemi o scrivere brevi appunti.

Utilizzare predicati visivi permette di catturare rapidamente la sua fiducia e la sua attenzione. Preferire un sistema privilegiato rispetto a un altro modifica non solo la comunicazione verbale, ma anche il linguaggio del corpo (livello non-verbale) e le qualità analogiche della voce (livello para-verbale).

Da un punto di vista non-verbale, il paziente visivo ha bisogno di una discreta distanza interpersonale, perché per sentirsi a proprio agio deve poter vedere bene sia l'interlocutore che lo sfondo in cui avviene la conversazione. In genere, la postura è dritta, così da permettergli di un'ampia visuale. Il linguaggio dei gesti è di tipo centrifugo, le mani e le braccia si muovono verso l'esterno. L'impressione è che il paziente "veda" proiettati nell'aria i propri discorsi e vi inviti a leggerli con lui. Infine, la velocità dell'eloquio è elevata, proprio perché la voce deve adeguarsi alla rapidità con cui le immagini si susseguono nella mente. Per mantenere la velocità del discorso, dunque, il paziente visivo ha una respirazione alta, caratterizzata da respiri brevi e frequenti.

Un paziente di questo tipo non gradisce i discorsi lunghi e astratti, necessita di un contatto oculare pressoché ininterrotto ed è molto attento sia all'aspetto dell'operatore sanitario che dalla qualità della sua comunicazione non verbale. È estremamente sensibile alle condizioni ambientali e, per questo, tende a soffrire e a lamentarsi molto se viene ricoverato. L'ospedale è un posto dove certo viene dato poco spazio dall'estetica, soprattutto in Italia.

DIALOGARE COL PAZIENTE "AUDITIVO" (A)

I pazienti auditivi sono meno frequenti rispetto a quelli K e V, e per questo mettono maggiormente alla prova l'operatore. A meno che anche l'operatore sanitario non abbia una preferenza per il sistema rappresentazionale auditivo, risulta piuttosto complesso trovare e utilizzare espressioni adeguate per comunicare con questo tipo di paziente.

Da un punto di vista non verbale, il paziente auditivo preferisce posture lateralizzate rispetto all'interlocutore e mantiene un contatto visivo molto limitato e discontinuo. Ciò può dare l'erronea impressione che il paziente non stia ascoltano o, addirittura, stia esprimendo disagio; in realtà, avendo egli bisogno di concentrarsi soprattutto sulla voce, per ricevere e inviare informazioni al meglio tende a escludere gli aspetti visivi o cinestetici. Quindi, proprio mentre l'interlocutore A non ci guarda, ci sta segnalando la massima disponibilità comunicativa!

Il respiro è "mediano", calmo e ritmato, così da consentire alla persona un'emissione controllata della voce. Questi pazienti scandiscono con precisione il ritmo del discorso e possono risultare a un ascoltatore non auditivo, verbosi e lenti.

Nella comunicazione hanno l'esigenza di un ambiente silenzioso e possono essere molto disturbati da qualunque interferenza esterna. L'attenzione alle minime variazioni della voce, li aiuta a captare i più lievi segnali di ansia, nervosismo o preoccupazione nell'operatore sanitario.

DIALOGARE COL PAZIENTE "CINESTICO" (K)

Il paziente cinestesico in ambiente sanitario è molto rappresentato. I pazienti che provengono da una storia di sofferenze fisiche sono spesso K, forse perché per gestire il dolore hanno dovuto sviluppare un'attenzione privilegiata agli aspetti propriocettivi e tattili. Durante i nostri corsi di comunicazione riservati a operatori sanitari, inoltre, abbiamo notato che anche professionisti della salute e infermieri tendono a privilegiare questo sistema rappresentazionale. Forse in virtù della preferenza per il sistema cinestetico, si tende a scegliere professioni in cui questo tipo di rappresentazione è prioritaria.

Il paziente cinestetico presenta una gestualità limitata e centripeta, verso l'interno. Sempre molto concentrato sulle sensazioni corporee, ha bisogno di tenere una limitata distanza dall'interlocutore per "sentire" di avere una buona relazione con lui. Questi pazienti possono risultare molto irritati da sensazioni di caldo o di freddo, dagli odori sgradevoli e tollerano molto male qualsiasi tipo di restrizione alimentare.

Il paziente K ricerca nell'operatore soprattutto "calore" e vicinanza, perciò respinge duramente i professionisti eccessivamente formali, che percepisce come freddi e distaccati.

Al termine di questa breve illustrazione delle tipologie di pazienti secondo i sistemi rappresentazionali è bene ribadire che le persone che utilizzano rigidamente un solo sistema rappresentazionale sono piuttosto infrequenti e che perciò l'abilità che l'operatore deve sviluppare per migliorare la propria efficacia è l'essere multisensoriale. Cioè arricchire la propria comunicazione di espressioni visivi, auditivi e cinestetici, così da risultate efficace con tutti gli interlocutori, indipendentemente dal sistema rappresentazionale che essi privilegiano.

Concludiamo proponendovi un breve questionario di auto-valutazione, con cui è possibile ottenere utili indicazioni il vostro personale modo di rappresentare il mondo (V-A-K).

QUESTIONARIO PER L'AUTO-VAUTAZIONE DEI SISTEMI RAPPRESENTAZIONALI

1) La prima cosa a cui bado quando incontro un paziente è:
A - il modo in cui mi guarda
B - il modo con cui mi strige la mano
C - il tono di voce con cui si presenta

2) Durante un colloquio ho bisogno di:A - stabilire la giusta distanza
B - parlare in un ambiente silenzioso
C - mantenere il contatto oculare

3) Durante una conversazione la cosa che può infastidirmi di più è:
A - non vedere distintamente il viso dell'interlocutore
B - avvertire l'altro fisicamente distante da me
C - un volume di voce inadatto alla situazione

4) Sul luogo di lavoro mi rendo conto di:
A - Preferire ambienti silenziosi e tranquilli
B - Preferire ambienti luminosi e ordinati
C - Prediligere stanze accoglienti e ben aerate

5) Il mio livello di attenzione cala soprattutto quando:
A - avverto un senso di fame
B - avverto i rumori intorno come "ovattati"
C - sento gli occhi pesanti o congestionati

6) Mi trovo particolarmente a mio agio con i pazienti:
A - curati e di aspetto gradevole
B - educati e moderati nei modi
C - che esprimono calore e dolcezza

7) Quando ascolto qualcuno, mi convince maggiormente:
A - la sensazione che mi dà
B - quello che dice
C - come si comporta

8) In un viaggio ideale, ritengo sia più importante:
A - chiacchierare con la gente del luogo
B - entrare in contatto con la cultura locale
C - osservare l'ambiente che mi circonda

9) Durante un discorso, ti accorgi della tua efficacia:
A - dalla vicinanza che senti esprimere dall'altro
B - dalle espressioni del viso dell'interlocutore
C - dal fatto che l'altro ti dica che è d'accordo

10) Perdi interesse per l'interlocutore soprattutto se:
A - noti poca chiarezza e trasparenza nel suo atteggiamento
B - non sei accordo e non sei in sintonia con le sue parole
C - ti comunica freddezza e distacco con il suo modo di fare

11) Per comunicare in pubblico in modo efficace hai bisogno:
A - di immaginare la situazione ed osservare le reazioni
B - di sentirti sicuro ed a tuo agio
C - di predisporre il discorso ed i concetti chiave

12) Nella scelta di un luogo per una cena di lavoro, prediligi:
A - verificare se è accogliente
B - chiedere alcuni giudizi
C - dare un'occhiata al posto

CALCOLO DEI PUNTEGGI: ciascuna risposta (A-B-C) corrisponde ad una lettera (V= Visivo, A= Auditivo, K= Cinestetico).

Calcolate il numero complessivo di V, A, K totalizzate ed otterrete il vostro Sistema Rappresentazionale Privilegiato.

	1	**2**	**3**	**4**	**5**	**6**	**7**	**8**	**9**	**10**	**11**	**12**
A	*V*	*K*	*V*	*A*	*K*	*V*	*K*	*A*	*K*	*V*	*V*	*K*
B	*K*	*A*	*K*	*V*	*A*	*A*	*A*	*K*	*V*	*A*	*K*	*A*
C	*A*	*V*	*A*	*K*	*V*	*K*	*V*	*V*	*A*	*K*	*A*	*V*

Totale V:____ Totale A:____ Totale K:____

CAPITOLO 6
LA MAGIA DEL RAPPORT[1]

"Noi parliamo con gli organi vocali
ma conversiamo con tutto il corpo."
Abercombie

In lingua inglese e francese "rapport" significa rapporto, sintonia e fiducia tra due o più persone. Per Bandler e Grinder (1975) la sintonia e la fiducia tra due o più comunicanti è un modello di eccellenza comunicativa che può essere creato da chiunque, con chiunque e in qualunque momento seguendo alcune procedure.

Il *rapport* è soprattutto un'esperienza spontanea e naturale nel comportamento quotidiano, ed è osservabile ogni qualvolta interagiscono persone che vanno molto d'accordo, quando, per esempio, si guarda al tavolo di un ristorante occupato da una coppia di fidanzati felici, o si studia il comportamento di bravi comunicatori e terapeuti.

Bandler e Grinder notarono che l'accordo tra due persone è segnalato dal fatto che, senza esserne consapevoli, esse si dispongono in modo tale da rispecchiare il comportamento reciproco. I due autori scoprirono che scegliendo consapevolmente di "fare da specchio" ad un qualunque interlocutore, lo si guida verso uno stato di simpatia, accordo e fiducia.

Il *mirroring*, o rispecchiamento, delle peculiarità comunicative dell'altro consente di creare un contesto di fiducia ed empatia. Ciò si deve al fatto che l'interlocutore registra la similarità tra se stesso e l'interlocutore, e ciò lo fa sentire a proprio agio e in grado di affidarsi all'altro.

[1] Questo capitolo è interamente tratto e adattato dal testo "Manuale di Psicoterapia Strategica" (2005) di Enrico Maria Secci, Edizioni Carlo Amore, Roma.

L'efficacia della tecnica del *rapport* ha trovato conferme scientifiche anche nelle recenti scoperte sul funzionamento del cervello. Nel 2006 Vittorio Gallese, uno studioso italiano dell'Università degli Studi di Parma ha pubblicato sulla prestigiosa rivista "Science" la scoperta di cellule cerebrali che ha chiamato "neuroni specchio". Questi neuroni entrano in funzione nel momento in cui osserviamo un altro essere umano fare qualcosa e si comportano come se l'osservatore stesse effettivamente compiendo l'azione osservata. Questo recente contributo delle neuroscienze fornisce una spiegazione razionale e fisiologica della potenza del *rapport*.

Nonostante l'apparente semplicità della tecnica, il *rapport* costituisce una potente strategia comunicativa, dagli effetti quasi magici per la solidità dell'alleanza che determina con l'altro, sia esso un paziente o semplicemente qualcuno con cui abbiamo l'esigenza di comunicare da subito nel modo più efficace possibile. Infatti, in ambito clinico per esempio, pochi minuti dopo che l'operatore ha avviato la prima fase della tecnica (il rispecchiamento), l'interlocutore inizia inconsciamente a rispecchiarlo e così permette al professionista di guidare il processo comunicativo nella direzione che ritiene opportuno seguire. Perciò non è eccessivo affermare che il *rapport* è un procedimento di ipnosi indiretta. Come l'ipnosi questa tecnica prevede che il professionista sanitario adatti il proprio stile comunicativo a quello del paziente e ne osservi la fisiologia per verificare costantemente l'esito delle suggestioni; come nell'ipnosi, durante il rapport si instaura una relazione di fiducia, entro la quale il paziente accetta di farsi guidare verso rappresentazioni del tutto nuove della realtà.

Si distinguono quattro fasi per la costruzione del rapport:

1. Matching
2. Pacing
3. Ricalco
4. Guida

Si tratta di passaggi che è necessario eseguire in successione con garbo ed eleganza perché se l'interlocutore percepisse nel comportamento dell'operatore sanitario affettazione o imbarazzo si otterrebbe l'esatto opposto di una relazione di fiducia ed empatia.

Il *matching* (dall'inglese *to mach:*) consiste nel ricalco delle modalità comunicative verbali, non-verbali e para-verbali dell'interlocutore. Questa tecnica richiede la massima attenzione da parte del professionista:

- al modo in cui la persona è seduta, quindi alla posizione della schiena, l'apertura o chiusura di gambe e braccia, all'orientamento della testa, ecc.;
- alle qualità vocali: tono, timbro, volume, tempo della voce e ritmo dell'eloquio;
- alle espressioni facciali;
- ai modi di dire o alle espressioni ricorrenti del paziente;
- al ritmo del respiro: respirazione alta, media o bassa, veloce o lenta.

L'operatore sanitario può fare *matching* su tutti questi aspetti, o sceglierne soltanto alcuni. L'importante è che lo faccia con cautela, magari avviando il rispecchiamento dopo i primi minuti di conversazione.

Il pacing consiste nel ricalco dei movimenti del paziente, cioè nel ripetere gesti o variazioni posturali. Per semplicità, il pacing può essere definito come *matching* in movimento. Eseguire questa fase del rapport richiede molta abilità da parte del terapeuta, perché si tratta di entrare nella fisiologia del paziente. Infatti il *pacing* di una postura chiusa e rigida, la schiena china, il respiro e l'eloquio lento di un depresso possono effettivamente suscitare nel terapeuta sentimenti di tristezza e abbattimento. Inoltre, se il rispecchiamento è eseguito con disagio o affettazione, il paziente potrebbe accorgersi della manovra del terapeuta, sentirsi manipolato o sviluppare antipatia per lui e decidere di non collaborare.

Il ricalco è la somma del *matching* e del *pacing*, cioè il procedimento attraverso cui il terapeuta rimanda all'interlocutore l'insieme di strategie che ha osservato nel suo comportamento. Un buon *mirroring* equivale a comunicare non verbalmente il messaggio "Io sono simile te, di me puoi fidarti", è dire: "mi sto avvicinando alla tua mappa del mondo".

La fase di guida permette all'operatore di verificare se ha raggiunto il rapport col paziente e, se sì, di pianificare strategie comunicative per acquisire maggiori informazioni, proporre una prescrizione o utilizzare strategicamente i contenuti emersi durante l'interazione.

Per effettuare questa verifica è sufficiente che il professionista modifichi leggermente la propria postura o compia un piccolo gesto che lo distingua dall'interlocutore (toccarsi un sopracciglio, cambiare la posizione delle gambe, muovere un piede, ecc.). Se le fasi precedenti sono state ben eseguite il paziente rispecchierà il movimento del terapeuta (*pacing*), indicando così che si trova in rapport con lui.

Bandler e Grinder assegnano un'importanza fondamentale al mirrorig non-verbale perché ritengono che la maggior parte dell'efficacia comunicativa sia veicolata da questo canale, più che dai contenuti verbali. Il solo *matching* verbale può essere insufficiente per la costruzione di un buon r*apport*.

Quando in psicoterapia strategica, da Erickson ad oggi, si sostiene il principio di "parlare il linguaggio del paziente", ci si riferisce al complesso della sua comunicazione verbale, non-verbale e para-verbale. La tecnica del *rapport* fornisce un supporto efficace per il raggiungimento di questo obiettivo. Per rapport si intende la capacità di penetrare nel mondo di qualcun altro facendogli sentire che lo si capisce, che esiste un legame comune. Il rapport consiste quindi anche nella capacità di passare dalla nostra mappa del mondo a quella del nostro interlocutore. Ciò significa entrare in contatto con l'altro, comprenderlo e farsi comprendere, sentire le sue sensazioni ed emozioni, comunicare le nostre ed essere in sintonia comunicativa.

L' Empatia Tonico-posturale e il Rapport Non-Verbale

L'empatia è la capacità di sentirsi in contatto emotivo con l'altro e di comunicare contatto all'altro. Uno degli aspetti maggiormente osservati nelle relazioni empatiche sia in contesti quotidiani che clinici è la sintonia tonico posturale tra i soggetti in interazione. L'intesa tra due persone è segnalata dal rispecchiamento reciproco (per lo più inconsapevole) della postura, cosa che permette loro di assumere uno stato psico-fisiologico simile.

Viceversa il disaccordo o il conflitto tra individui è segnalato dalla differenza delle loro posture mentre si accingono a comunicare ancor prima che profferiscano verbo.

La capacità di instaurare empatia è primariamente una qualità tonico-posturale: l'abilità dell'individuo consiste nel disporsi verso l'altro esattamente come l'altro è posto, sospendendo temporaneamente la propria modalità di interazione non-verbale "spontanea". Tale capacità è stata osservata e formalizzata in una tecnica di comunicazione estremamente efficace chiamata *Rapport* (Bandler e Grinder, 1975).

Secondo Tickle-Degnen e Rosenthal (1990), il *Rapport* si genera grazie all'interazione di tre componenti:

mutual attentiveness o reciprocità: centratura sull'altro, interesse per la persona e per i contenuti trattati;

positivity, fiducia, positività: reciproci sentimenti di rispetto, cordialità, calore;

coordination, gestualità e postura armoniche e coordinate.

LE TECNICHE STRATEGICHE DI RAPPORT

TECNICHE VERBALI

- Uso dei predicati sensoriali dell'altro, delle sue frasi e dei suoi modi di dire più ricorrenti
- Utilizzo di periodi brevi, chiari e coincisi
- Utilizzo del rinforzo verbale riprendendo la frase finale o ricapitolando i concetti fondamentali espressi dall'interlocutore
- Utilizzo del rinforzo verbale (come "Sì, ... sì", "Vero...", ecc.) mentre l'interlocutore parla, attraverso strategie verbali non invasive e valorizzanti

TECNICHE PARA-VERBALI

- Utilizzo di un'intonazione simile a quella dell'interlocutore
- Uso strategico delle pause, per la gestione ed il controllo del feed-back
- Uso della modulazione del tono, del volume, del timbro e del ritmo dell'eloquio per enfatizzare parole, concetti, momenti chiave
- Utilizzo del rinforzo para-verbale (come "Mmm,...", "Eh...", riprendendo l'intonazione ed il ritmo dell'interlocutore

TECNICHE NON-VERBALI

- Contatto oculare continuo, ma sintonico con quello dell'interlocutore
- Valorizzazione gestuale e mimica delle parole-chiave dell'interlocutore
- Riproduzione diretta o indiretta dei movimenti di scarico tensionale
- Congruenza con il linguaggio dell'interlocutore

GLI ATTEGGIAMENTI CHE FACILITANO IL RAPPORT

- Agire a livello "meta" (dai contenuti ai processi), ovvero centrarsi sul "come" stiamo comunicando, piuttosto che sul "cosa" stiamo comunicando
- Spersonalizzazione dei conflitti (io e te, qui ed ora), invece che personalizzazione (chiunque, sempre ed ovunque)

CAPITOLO 7.
L'ARTE DI FARE DOMANDE: IL "META-MODELLO"

"Per capire che una risposta è sbagliata
non occorre un'intelligenza eccezionale,
ma per capire che è sbagliata una domanda
ci vuole una mente creativa."
Jay

Il linguaggio verbale, costituito dalle parole che usiamo quotidianamente, rappresenta la trasformazione in un "modello linguistico" della nostra interiore rappresentazione del mondo. Tale rappresentazione, a sua volta, è un "modello mentale", una mappa soggettiva di tutte le nostre esperienze. Per questo motivo il linguaggio può essere definito come "modello di un modello", ovvero un meta-modello. Ci serviamo della parola per esprimere i contenuti della nostra mappa, che è estremamente complessa e per questo solo parzialmente disponibile all'elaborazione cosciente. Dunque il linguaggio è una semplificazione della nostra rappresentazione di noi stessi e dei nostri sentimenti, dei nostri valori, delle nostre intenzioni, degli altri e delle relazioni che abbiamo avuto, stiamo avendo e avremo con loro.

Ci serviamo di un meta-modello perché il modello originale, complesso e profondo, che possediamo della realtà per quanto semplificato è troppo ampio affinché possa essere utilizzato interamente in ogni momento.

Per immaginare il funzionamento del meta-modello possiamo fare qualche analogia col funzionamento di un computer. Il computer ha una memoria estremamente ampia, chiamata *hard-disk*, che contiene un numero enorme di informazioni, differenti programmi, immagini, suoni, ecc. Queste informazioni sono inerti finché non vengono chiamate, tramite opportuni programmi, nella memoria RAM o memoria di lavoro, che ha una capacità più limitata rispetto all'hard-disk. È impossibile attivare tutti i programmi contenuti nell'*hard-disk* perché la RAM andrebbe in saturazione; si può invece lavorare con la RAM efficacemente su e con alcuni programmi per volta.

In questa metafora l'*hard-disk* del computer corrisponde a ciò che la teoria PNL dell'elaborazione umana dell'informazione chiama *struttura profonda (la nostra mappa del mondo)*, mentre la memoria RAM prende il nome di *struttura superficiale (il linguaggio)*.

La struttura profonda è la sede di valori, sentimenti, atteggiamenti, convinzioni, rappresentazioni soggettive del mondo in senso lato. La struttura superficiale può essere assimilata al comportamento esterno, alle parole e alle espressioni che decidiamo di utilizzare nella comunicazione con noi stessi e con gli altri. La struttura superficiale può essere osservata perché ha dei correlati nel linguaggio che corrispondono ad una traduzione dei contenuti della struttura profonda; cioè è un modello semplificato del modello più ampio presente a livello di struttura profonda.

Questo funzionamento risponde perfettamente a criteri di economia cognitiva e ci permette di consolidare *pattern* di risposta a molte situazioni, *pattern* ad attivazione automatica grazie ai quali possiamo dirigere le nostre risorse coscienti sui diversi aspetti della realtà.

Tuttavia nel settore della comunicazione con noi stessi, con gli altri e col mondo, i *pattern* sviluppati con efficienza nel passato possono produrre una rappresentazione iper-semplificata della realtà a livello di struttura profonda e tradursi in strutture superficiali composte da un linguaggio rigido ed auto-limitante.

Il passaggio delle informazioni tra struttura superficiale e struttura profonda è regolato da tre fondamentali processi: generalizzazione, cancellazione, deformazione (o distorsione). Questi processi sono osservabili nel linguaggio, cioè nel meta-modello, e operano come *traduttori semplificatori* dei contenuti della mappa presente nella struttura profonda. Attraverso questi fenomeni linguistici, in modo più o meno consapevole, si finisce per manipolare la realtà e l'interlocutore, compromettendo la comprensione reciproca e, dunque, la relazione.

LA GENERALIZZAZIONE

La **generalizzazione** è presente nelle espressioni che definiscono realtà differenti e differenti contesti in modo univoco. Si tratta di una strategia induttiva che procede dal particolare al generale, trascurando tutti gli elementi di differenza fra circostanze, persone, sentimenti, azioni, ecc.

Esempi:
1 - Tutti i professionisti della salute mi hanno ingannata
2 - Non migliorerò mai
3 - I farmaci sono veleno

La *generalizzazione* consiste nello scambiare una parte per il tutto, ovvero considerare una singola esperienza come il prototipo di tutte le altre esperienze che abbiano qualche elemento in comune con essa. In ambito sanitario, la *generalizzazione* nasconde innumerevoli insidie. Trasformare un'esperienza nel modello di tutte le altre esperienze possibili, mette a rischio la centratura sul qui ed ora, sulle possibili soluzioni del problema, sulla *compliance,* generando delle vere e proprie convinzioni limitanti. Molti pregiudizi e credenze errate su se stessi, sulle malattie, sulla sanità si basano su generalizzazioni, ormai cristallizzate e divenute un filtro che impedisce di elaborare la realtà nella sua specificità.

Un metodo strategico per la gestione delle generalizzazioni in ambito sanitario è quello di guidare l'interlocutore a specificare la propria rappresentazione, attraverso l'uso di particolari domande (cfr. *Domande di precisione*):
Esempi:
1 - Proprio tutti? Da cosa si è accorta che...? Cosa potrei fare io per non...?
2 - Quando vorrebbe...? Da cosa si accorgerà di...?
3 - Quali farmaci? Cosa le fa ritenere che...?

LE GENERALIZZAZIONI			
Quantificatori universali	**Operatori modali di possibilità**	**Operatori modali di necessità**	**Operatori modali di volontà**
Uso di pronomi ed avverbi assoluti	Uso di espressioni verbali sul potere di fare o non fare qualche cosa	Uso di espressioni verbali circa la necessità di agire in un certo modo	Uso di espressioni verbali circa la volontà di agire in un certo modo
Tutti mi trovano brutto È sempre la solita solfa Lui è sempre se stesso	Non posso cambiare Posso soltanto aspettare Qualunque cosa voglia io non posso capirla	Bisogna che dimagrisca Non devo cedere alle tentazioni	Voglio fare di testa mia Voglio trovare altri stimoli Non desidero essere presa in giro
Proprio tutti? A cosa si riferisce? Non c'è stata mai una volta in cui la solfa era diversa? Perché, lui dovrebbe essere diverso? Com'è di solito? Vuol dire che è uguale da quando lo conosce, sì, ma uguale a che cosa?	Cosa accadrebbe se cambiasse? Chi le ha detto che deve cambiare? Cambiare che cosa? Oltre ad aspettare, sta facendo altro? Come lo sa? Cosa le impedisce di capire?	E se non lo facesse? Chi le dice che deve dimagrire? Cosa vuol dire per lei dimagrire? Come intende farlo? Quali tentazioni? Che succederebbe se accadesse? Chi le impedisce di cedere? In che modo saprebbe che ha ceduto?	Qualcuno o qualcosa le impedisce forse di fare diversamente? Cosa intende per "fare di testa sua"? Che tipo di stimoli cerca? In che modo vorrebbe trovarli? Chi la prende in giro? Come è presa in giro?

LA CANCELLAZIONE

La **cancellazione** riguarda espressioni linguistiche in cui l'esperienza comunicata viene privata deliberatamente di elementi importanti perché possa essere compresa sia dal parlante che dall'ascoltatore.

Esempi:

1 - Mi hanno detto che lei è molto bravo

2 - Era molto peggio prima

3 - Chiaramente l'ospedale non funziona

La *cancellazione* consiste nell'esclusione dalla struttura superficiale porzioni di struttura profonda. È un modo di selezionare alcuni aspetti della realtà escludendo tutto il resto. In ambito sanitario, i fenomeni di *cancellazione* rischiano di celare importanti contenuti comunicativi, utili per la definizione del problema e delle sue soluzioni. L'omissione di una parte della "mappa del mondo", mette a rischio una comprensione adeguata, dettagliata e profonda. Molti casi di errata valutazione di situazioni cliniche o di travisamento comunicativo si basano su cancellazioni, trasformatesi in elementi scontati, poco approfonditi o semplicemente non condivisi.

Come nel caso precedente, è strategico condurre l'interlocutore a completare la sua parziale rappresentazione attraverso l'uso di particolari domande (cfr. *Domande di precisione*):

Esempi:

1 - Cosa si aspetta...? Chi le ha detto...?

2 - Peggio rispetto a...? Potrebbe essere meglio...?

3 - In che modo è chiaro che...? Come potrebbe...? Da cosa si accorge che...?

LE CANCELLAZIONI					
Semplici	**Del superlativo**	**Del comparativo**	**Dell'indice referenziale**	**Attraverso verbi non specificati**	**Attraverso falsi avverbi**
Carenza di informazioni	Mancanza del termine di paragone	Mancanza del termine di paragone	Cancellazione del soggetto	Carenza di informazioni	Cancellazione del soggetto
Sono motivato Sono angosciato Sono depresso	Ah! Mio figlio è buonissimo! È gravissimo Sto malissimo	È la peggior cosa che potesse accadermi Sto sempre più male Non avrebbe potuto essere più incomprensivo	Non mi piace Non ci si capisce Mi hanno riferito che...	La terapia mi affascina Ho bisogno di guarire Non posso decidere	Ovviamente col tempo le cose sono peggiorate Sicuramente saprà che certe volte uno si deprime Ho giustamente deciso di parlare con Lei
Cosa ti rende motivato/ angosciato/ depresso? Da cosa ti accorgi che lo sei?	Cosa intendi per buonissimo\ gravissimo\ malissimo? Rispetto a chi o cosa è buono\ grave\ sta male?	Rispetto a che cosa\ a chi? Qual è il termine di paragone? Precisamente, cosa avrebbe dovuto capire?	Cosa? Chi?	Cosa ti affascina della terapia? Cosa vuoi guarire? Cosa senti di dover decidere?	È ovvio\sicuro\giusto per chi\ rispetto a cosa? Chi stabilisce che è ovvio\sicuro\giusto?

LA DEFORMAZIONE

La **deformazione** è presente nelle espressioni in cui eventi, situazioni, sentimenti e persone vengono collegati in base ad analogie evidenti solo al parlante.

Esempi:
1 - Non si preoccupi...
2 - Se non me lo dice, allora è superfluo chiederlo...
3 - È inaudito che...

La *deformazione* (o distorsione) è un processo di trasformazione che consiste dell'esagerare o minimizzare i rapporti tra parti diverse dell'esperienza, o stabilire connessioni inesistenti di causa-effetto. In ambito sanitario, la *deformazione* rischia di alterare la realtà comunicativa, basando il rapporto terapeutico su presupposti errati e/o su falsi nessi di causa/effetto. Questa "manipolazione" delle esperienze, spesso si traduce in un insieme di pericolosi atteggiamenti: disfattismo, demotivazione, rigidità e fatalismo.

È possibile gestire le deformazioni comunicative accompagnando l'interlocutore verso una definizione maggiormente funzionale e condivisa della realtà, attraverso l'uso di particolari domande (cfr. *Domande di precisione*):

Esempi:
1 - Cosa dovrebbe preoccuparmi?
2 - È superfluo tutto ciò che non dico? Cosa avrei potuto dirle per...?
3 - Per chi è...? Cosa le fa credere che...?

LE DEFORMAZIONI					
Nominalizzazioni	**Causale**	**Causale implicita**	**Equivalenza complessa**	**Lettura della mente**	**Performativo perduto**
Trasformazione di processo in evento	Finto nesso "Se X... allora Y"	Finto nesso "X, ma Y"	Finta equivalenza "X uguale Y"	Pregiudizio di conoscere il pensiero altrui	Formulazione di un giudizio e non delle motivazioni
La decisione di cambiare L'impossibilità di comunicare La condanna della malattia	Se non mi guarda allora non mi sta ascoltando Se sto così male vuol dire che me lo merito	Vorrei dirgli la verità, ma è lontano Volevo fare il compito, ma era domenica	Non mi piace la terapia, dura troppo tempo Sono depresso, sa, sono single	Lei pensa che io le stia mentendo! Credo di esserle antipatico Sono molto diffidenti nei miei confronti	È giusto che io aiuti gli altri" È bene che mio figlio si trovi una ragazza È sano che io ogni tanto mi allontani da mia moglie"
Cambiare\decidere cosa? Di chi è la decisione? Cosa è impossibile? Per chi? Quale malattia, precisamente? Cosa intendi per condanna?	Chiunque non ti guardi non ti ascolta? Se tu non guardi vuol dire sempre che non ascolti? In che modo meriti di stare male? Tutti quelli che stanno male se lo meritano?	Dici la verità solo a chi è presente di persona? Cosa ti impedisce di dirgli la verità? Se è domenica non fai le cose? Cosa è successo domenica perché non facessi il compito?	Come sai che dura tropo tempo? Cosa intendi per troppo tempo? Se la terapia fosse breve ti piacerebbe? Vuol dire che tutti i single sono depressi? Conosce dei singles che non sono depressi? In che modo associa l'essere depresso con l'essere single?	Come fa a saperlo? Cosa significa per lei antipatico\diffidente?	Chi ha detto che è giusto\bene\sano? Per chi è giusto\bene\sano? Cosa intende per giusto\bene\sano?

Generalizzazione, cancellazione e deformazione possono inficiare la comunicazione, perché rappresentano delle **violazioni** della struttura profonda dell'emittente. Se il ricevente accoglie tali violazioni rischia di partecipare ad una costruzione deformata, generalizzata e cancellata della realtà che, condivisa con l'interlocutore, si tradurrà in un allontanamento di entrambi dalla comunicazione.

Attraverso un ascolto attivo ed attento è possibile individuare con facilità il tipo di violazione a cui ricorre chi parla e, se necessario, rispondergli con specifiche domande che in PNL prendono il nome di **domande di precisione**.

LE DOMANDE DI PRECISIONE

Le domande di precisione, dette anche domande di confrontazione, sono strategie di analisi della mappa del mondo che emerge dal linguaggio (meta-modello) dell'interlocutore. Hanno lo scopo di "contestare" le generalizzazioni, cancellazioni e distorsioni per pervenire ad una conoscenza più completa di quanto l'altro sta comunicando.

Un utilizzo attento e garbato di queste domande comunica all'altro piena disponibilità alla relazione e rispetto per il suo modo di rappresentarsi la realtà.

LE CARATTERISTICHE DELLE DOMANDE DI PRECISIONE

Per essere efficaci, le domande di precisione devono rispettare alcuni importanti requisiti:

- sono formulate successivamente alla costruzione del Rapport (verbale, para-verbale, non-verbale)
- sono ben formate nella nostra lingua (comprensibili e formalmente corrette);
- evitano a loro volta le generalizzazioni, le cancellazioni, le deformazioni;
- contengono parole e verbi ben specificati (verbi specifici);
- evitano presupposti nascosti (dati per scontati);
- non iniziano mai con l'avverbio "perchè" (evitano di rinforzare le violazioni dell'interlocutore).

I CRITERI PER LA FORMULAZIONE DI DOMANDE DI PRECISIONE

Generalizzazioni	Sempre? Tutti? Mai?
Quantificatori universali	Cosa ti impedisce di...?
Operatori di possibilità	Cosa ti accadrebbe se...?

Cancellazioni	
Nome o verbo non specifico	Chi o cosa specificatamente?
Verbo non specifico	Come specificatamente?
Paragone	Paragonato a che cosa?
Giudizio	Chi dice che...?
Nominalizzazione	Chi... e come?
Distorsioni	
Lettura del pensiero	Come sai che...?
Presupposizione	Cosa ti porta a credere che...?
Causa-Effetto (X causa Y)	Come esattamente X causa Y?

LA RICAPITOLAZIONE

La ricapitolazione è una semplice, ma efficace strategia che può essere affiancata alle domande di precisione, per migliorare la nostra capacità di comprendere e far sentire compreso il paziente, nonché aumentare la sua attenzione e la capacità di ricordare le prescrizioni, anche complesse.

Ricapitolare non significa semplicemente "ripetere i concetti espressi", anche se ciò è indubbiamente utile per facilitarne la memorizzazione. Ricapitolare significa invece effettuare una vera e propria riorganizzazione dei contenuti del colloquio, al fine di verificare due importantissime variabili dell'efficacia comunicativa:

- aver compreso il paziente (ricapitolazione passiva)
- essere stati compresi dal paziente (ricapitolazione attiva)

Attraverso la *ricapitolazione passiva*, si ripetono i concetti espressi dal paziente, utilizzando le sue stesse parole, chiedendo conferma dell'avvenuta comprensione.

Esempio:
Dunque, se ho ben capito lei...
Mi corregga se sbaglio, secondo lei...

In questo modo è possibile ottenere dal paziente la conferma dei contenuti espressi e, nel contempo, una maggiore motivazione derivante dal fatto che ne abbiamo ripetuto precisamente i concetti. Al contrario, può accadere che il paziente intervenga per correggerci o precisare la nostra ricapitolazione (ad es. "No, io intendevo...", "Io non ho mai detto che...", "Si, però io volevo dire che..."). In ogni caso, accogliere senza critiche tali interventi risulta ancor più utile, in quanto rende possibile l'importante confronto tra quello che il paziente "ci ha detto" e quello che "era convinto di dirci" o "voleva dirci".

Attraverso la *ricapitolazione attiva*, si chiede al paziente di ripetere le indicazioni/prescrizioni comunicate nel colloquio, fornendo conferma dell'avvenuta comprensione o, in caso contrario, riproponendo i concetti e fornendo precisazioni.

Esempio:
Dunque, come abbiamo detto si assume la medicina?
Allora, durante la settimana cosa deve evitare?

Attraverso l'ascolto della ricapitolazione del paziente, si può verificare la comprensione e/o memorizzazione dei contenuti da noi espressi e la nostra efficacia comunicativa. Di fronte all'iniziale tentennamento o silenzio dell'interlocutore, esiste spesso il rischio che il professionista intervenga troppo frettolosamente o troppo spesso attraverso la "ripetizione dei concetti espressi". Tale atteggiamento, ancorchè utile, deve essere però tenuto attentamente sotto controllo, in quanto da un lato può risultare un aiuto consolatorio per il professionista e dall'altro può impedirgli di appurare se il paziente si è davvero appropriato delle indicazioni ricevute.

LA RIFORMULAZIONE

Per un ascolto ancora più attento e profondo dell'interlocutore, oltre alle domande di precisione ed alla ricapitolazione, è estremamente efficace affiancare un'ulteriore strategia comunicativa: la riformulazione. Riformulare significa rielaborare alcuni dei contenuti "disfunzionali" eventualmente espressi dall'interlocutore e riproporli all'interno del colloquio attraverso l'utilizzo di parole più "funzionali" all'obiettivo comunicativo e relazionale prefissato.

In ambito clinico si riscontra un uso frequente delle cosiddette *"espressioni nere"* (ad es. malattia, grave, complicazione, dolore, sofferenza, morte, disagio, difficile, potrebbe, dovrebbe, sarebbe, etc.). Si tratta di parole, frasi ed uso di verbi orientati ad una rappresentazione negativa ed incerta ("nera") della situazione, sicuramente funzionali a generare preoccupazione, tensione o ansia (a volte opportune), ma spesso disfunzionali al mantenimento di un adeguato livello di motivazione, proattività e collaborazione (sempre opportune).

Esempio:
La terapia potrebbe essere difficile, vero?

Riformulazione:
La terapia sarà impegnativa, ma...

Attraverso la riformulazione è possibile ri-orientare la percezione del paziente in merito alla sua situazione clinica, tenere maggiormente sotto controllo le sue reazioni emotive, gestire efficacemente la compliance. In base al contesto ed alla specifica situazione, può essere dunque strategico sostituire un uso troppo frequente (da parte del paziente o del professionista) di *"espressioni nere"* con alcune *"espressioni bianche"* (ad es. "impegnativo" invece di "difficile"), che esprimano il medesimo concetto, ma in modo più funzionale o affermativo. In tal senso è utile illustrare brevemente le basi neuro-linguistiche che guidano la comprensione del linguaggio. Il lobo sinistro del cervello (tendenzialmente logico-matematico) comprende razionalmente il significato delle parole, mentre il lobo destro (tendenzialmente creativo-immaginativo) ne evoca i contenuti. Per questi motivi, ogni espressione che utilizziamo assume un alto potere suggestivo, capace di generare nell'interlocutore emozioni congruenti con la natura delle parole stesse. Dal momento che è possibile influenzare l'altro in senso negativo ("espressioni nere") o affermativo ("espressioni bianche"), riteniamo sia strategico esercitare questo influenzamento in modo consapevole. Naturalmente tale scelta consapevole dovrebbe essere pianificata in base agli obiettivi relazionali ed attuata con la dovuta flessibilità.

ESEMPI DI ESPRESSIONI "NERE"	ESEMPI DI ESPRESSIONI "BIANCHE"
Evocano emozioni negative:	Evocano emozioni affermative:
Complicato	*Impegnativo*
Complesso	*Risultato*
Difficile	*Traguardo*
Irrimediabile	*Obiettivo*
Grave	*Motivazione*
Morte	*Accorgersi*
Incurabile	*Situazione*
Dolore	*Sensazione*
Irreparabile	*Buono*
Danno	*Speranza*
Malattia	*Vicino*
Male	*Possibilità*
etc.	*etc.*
Generano insicurezza:	Generano sicurezza:
Potrebbe darsi...	*È, Sarà*
Dovrebbe fare...	*Deve, Dovrà*
Sarebbe meglio...	*Ha, Avrà*
Avrebbe...	*Può, Potrà*
Etc.	*Etc.*

CAPITOLO 8
LA COMUNICAZIONE NON-VERBALE

"Il linguaggio del corpo si delinea
attraverso dimensioni visibili
e dimensioni nascoste, quasi misteriose."
Cozzolino M.

La Comunicazione Non-Verbale è uno degli aspetti più affascinanti dell'interazione degli esseri umani. Ognuno di noi avverte l'importanza dei messaggi che il corpo invia costantemente nell'atto di comunicare, tuttavia il valore e la funzione di tali comportamenti sfugge il più delle volte ad un'elaborazione consapevole. I segnali del corpo veicolano significati che il linguaggio verbale non potrebbe codificare con la stessa contemporaneità ed immediatezza, forse per questo la comunicazione non-verbale è avvertita come "misteriosa" e profonda, come una qualità magica dell'interazione. Non a caso è stata definita comunicazione invisibile (Cozzolino, 2003), comunicazione trascurata (Nanetti,1996) e linguaggio silenzioso (Raffagnino, Occhini, 2000) dagli Autori che se ne sono occupati.

Diverse ragioni giustificano l'alone di imperscrutabilità che circonda la Comunicazione Non-Verbale, prima fra tutte l'ambiguità di significato dei comportamenti contrapposta alla relativa chiarezza del linguaggio verbale. Bisogna riconoscere che il livello verbale e il livello non-verbale della comunicazione seguono principi logici differenti e veicolano informazioni qualitativamente distinte. Secondo Watzlawick, Beavin e Jackson (1974) l'interazione umana utilizza due moduli comunicativi: la comunicazione digitale e la comunicazione analogica.

La Comunicazione Verbale permette di esprimere i concetti grazie all'attribuzione logica e quasi sempre univoca di una specifica parola ad un preciso elemento. Si tratta di un'operazione arbitraria regolata dalla semantica e dalla sintassi. Per esempio, la parola "fiore" - la combinazione di lettere F-I-O-R-E - non ha nulla a che fare con l'oggetto che denomina ma serve a rappresentarlo. Il processo con cui la parola e l'oggetto sono associati è arbitrario, logico e digitale. Arbitrario perché la corrispondenza tra parola e oggetto nasce da una convenzione. Se tutti ci mettessimo d'accordo potremmo chiamare il fiore "GRITO" o con qualunque altro insieme arbitrario di sillabe e non cambierebbe nulla in termini di efficacia. Logico e digitale perché risponde al principio del "tutto o niente" (0 o 1); infatti la parola "fiore" designa esclusivamente lo specifico oggetto fiore e suscita quella precisa rappresentazione (non, per esempio, quella di un "albero" o quella di un "pesce"). La Comunicazione Verbale è perciò in prevalenza comunicazione logica o digitale.

Se volessimo rappresentare un fiore mediante il linguaggio non-verbale dovremmo indicare un fiore o disegnarlo per aria. Ciò si rende necessario perché la Comunicazione Non-Verbale necessità di un rapporto di similitudine con l'oggetto che intende rappresentare e può rappresentarlo solo se stabilisce una qualche relazione di analogia tra l'atto non-linguistico e l'oggetto stesso. La Comunicazione Non-Verbale è perciò in prevalenza comunicazione analogica: rimanda a rapporti di similitudine tra l'atto interattivo e il concetto da rappresentare e generalmente non risponde alla logica digitale. Per questo motivo è considerata ambigua rispetto alla comunicazione verbale (logica). Un comportamento non-verbale come il sorriso può esprimere comprensione o disprezzo, intimità o imbarazzo, fiducia o sfiducia mentre la parola "fiore" ha un significato univoco.

Tale esempio introduce una seconda ragione per cui la Comunicazione Non-Verbale è considerata "misteriosa": la specializzazione del linguaggio del corpo nel veicolare emozioni e messaggi di relazione tra le persone. Sempre più studi dimostrano che un ampio settore del comportamento non-linguistico è deputato alla regolazione della natura della relazione che gli individui desiderano costruire o hanno costruito insieme. Questa consapevolezza è emersa innanzitutto grazie allo studio del comportamento degli animali da parte di etologi eminenti come Konrad Lorenz. Gli animali non dispongono di un registro digitale ma sono perfettamente in grado di comprendere il linguaggio analogico che serve appunto a definire le relazioni. Gli animali domestici, per esempio, diventato abilissimi anche nella decodifica del linguaggio analogico umano. Possiamo sorridere al nostro cane e dirgli con un tono giocoso "Vai via!" e il cane muoverà la coda lieto del fatto che vogliamo giocare con lui perché comprenderà la parte analogica del nostro comportamento e non la sua componente digitale.

Nel processo d'interazione umana la Comunicazione Non-Verbale è specializzata nella trasmissione di emozioni relative sia all'interlocutore che proprie del soggetto o riferite ai contenuti della conversazione. Tuttavia i segnali non-linguistici rispondono ad un sistema di regole di decodifica scarsamente strutturato e ciò sovente è causa di fraintendimenti e disfunzionalità relazionali. Sovraccaricare di significato il comportamento non-verbale di un interlocutore senza considerare il proprio comportamento nella relazione ed il contesto in cui avviene è uno dei rischi più ricorrenti di chi si avvicina allo studio della Comunicazione Non-Verbale.

Una terza ragione del mistero attribuito a questa forma di comunicazione è proprio la paura dell'etichettamento improprio dei comportamenti e delle persone, paura che si accompagna all'idea di poter essere scrutati e scoperti nel proprio intimo.

Le radici della Comunicazione Non-Verbale affondano nel nostro passato più arcaico sia dal punto di vista filogenetico che ontogenetico. Sono le tracce più persistenti dell'origine della nostra specie ma rivelano anche come molta parte del nostro comportamento comunicativo sfugga al controllo cosciente e in molte occasioni tradisca sentimenti o intenzioni che vorremmo accuratamente celare agli altri e al mondo e, spesso, anche a noi stessi.

Siamo in grado di riconosce in modo istintivo tentativi altrui di dissimulazione e di reagire analogicamente a chi invia messaggi verbali e non-verbali tra loro incongruenti. Siamo però meno abili nel riconoscere segnali più deboli di incongruenza e di congruenza e, a volte, ci scopriamo del tutto incapaci di riconoscere quello che noi stessi ci comunichiamo analogicamente attraverso la comunicazione invisibile.

Raffagnino e Occhini (2000) sostengono che la comprensione e l'apprendimento della Comunicazione Non-Verbale debbano essere innanzitutto uno studio amorevole ed attento di sé in relazione all'altro e, solo successivamente, un'analisi (sempre rispettosa e attenta) del linguaggio corporeo dell'altro. Questa indicazione metodologica permette forse di dissipare il "mistero" che circonda la nostra più antica competenza comunicativa e le ragioni che ne fanno una comunicazione trascurata.

Nei suoi primi scritti psicoanalitici, elaborando un modello descrittivo dell'attività mentale (Erderlyi, 1985), Freud sosteneva l'esistenza di almeno due sottoinsiemi psichici definiti da un diverso livello di coscienza: il conscio e l'inconscio. Il coscio comprende ciò che è noto al soggetto in un dato momento, l'inconscio ciò che è sconosciuto al soggetto, che soggiace al conscio. A questo proposito il modello descrittivo freudiano veniva metaforicamente rappresentato come un iceberg la cui superficie visibile è insospettabilmente e incredibilmente più piccola di quella sommersa. Prendiamo in prestito questa metafora per esemplificare il rapporto tra Comunicazione Verbale e Comunicazione Non-Verbale, senza però pretendere di giustapporre i due livelli dell'interazione al Conscio o all'Inconscio freudiani. Sappiamo che molti aspetti del linguaggio verbale sono collegati a modalità inconsce e che, viceversa, la comunicazione non-verbale può essere opportunamente sottoposta a controllo cosciente. È interessante notare che Freud attribuisse all'inconscio le proprietà che gli studiosi della comunicazione ascrivono al linguaggio non-verbale. Come l'inconscio freudiano il linguaggio non-verbale è arcaico, è scarsamente soggetto alle istanze della coscienza, è eredità filogenetica ed ontogenetica che influisce profondamente sulla vita delle persone.

Al di là delle similitudini con il modello psicoanalitico della psiche - che nel settore della pragmatica della comunicazione ha poco valore euristico - , l'immagine dell'iceberg è utile per visualizzare quanta parte della comunicazione ricevuta o trasmessa passi per una elaborazione consapevole e quanta invece appartenga al "regno dell'analogico".

L'impressionante differenza illustrata nella figura si fa ancora più suggestiva se si ricordano alcune proporzioni percentuali citate da molti Autori a proposito dell'efficacia comunicativa attribuita ai due livelli di comunicazione da soggetti sperimentali chiamati a valutare l'impatto di differenti comunicatori. Il 7% dell'efficacia della comunicazione dipende dai suoi contenuti, ben il 93% dal comportamento non-verbale dei comunicatori.

Si può dunque considerare che la comunicazione non-verbale sia senz'altro "invisibile" alla coscienza ma ben percepita dall'interlocutore anche se in modo quasi sempre istintivo ed inconsapevole.

La differenza tra segnali verbali e non-verbali non è solo qualitativa ma anche quantitativa, perché il segnale verbale-digitale è relativamente univoco, rispondente al significato semantico e sintattico delle frasi, mentre la comunicazione non-verbale include molteplici comportamenti riconducibili ad almeno tre aree: il linguaggio para-verbale, il linguaggio prossemico, il linguaggio non-verbale.

- Il linguaggio non-verbale riguarda le espressioni del volto, la postura, i gesti delle braccia e delle mani e il posizionamento delle gambe;
- il linguaggio para-verbale comprende le qualità analogiche della voce: tono, volume, velocità, pause, vocalizzazioni;
- il linguaggio prossemico riguarda la calibrazione della distanza interpersonale e le scelte di orientazione rispetto all'interlocutore.

Può risultare ancora più esplicativa un'altra differenziazione tipologica:

- linguaggio prossemico (postura, distanza interpersonale e orientazione)
- linguaggio cinesico (espressioni facciali, gestualità, sguardo)
- linguaggio digitale (gesti dal significato socialmente condiviso usati al posto di parole o espressioni linguistiche)
- linguaggio para-linguistico (qualità analogiche della voce: tono, volume, velocità, pause, vocalizzazioni).

Questa differenziazione riprende la precedente ma introduce l'area non-verbale del linguaggio digitale a indicare che la funzione digitale non è prerogativa esclusiva del comportamento verbale.

Come le diverse culture hanno elaborato lingue differenti (come l'italiano, l'inglese, il cinese, ecc.) così hanno costruito sistemi di segnalazione non-verbale digitale specifici della loro cultura. Per esempio, il segnale non-verbale digitale che in occidente indica assenso consiste nel muovere la testa in senso verticale; per alcuni popoli orientali vale l'esatto contrario: segnalano l'assenso muovendo il capo orizzontalmente. Il segnale non verbale digitale di "Ok", che nella nostra cultura si esegue serrando il pugno e mostrando il pollice eretto, presso altri popoli non ha significato e presso altri rappresenta una grave offesa.

L'area digitale della comunicazione non-verbale è, insieme alla prossemica, la più soggetta a variazioni culturali. Alcuni comportamenti para-verbali e cinesici (non-verbali) sono invece relativamente invarianti perché specie-specifici: si riscontrano tra gli esseri umani di ogni latitudine e longitudine.

LE FUNZIONI DELLA COMUNICAZIONE NON-VERBALE

La Comunicazione Non-Verbale svolge una pluralità di funzioni. La maggiore difficoltà nell'individuazione e nello studio di tali funzioni è la simultaneità con cui si presentano nel corso di una conversazione. In pochi istanti una breve sequenza di gesti può adempiere a più funzioni, come ad esempio facilitare l'adattamento dell'individuo alla situazione, segnalare che vuol prendere parola e sottolineare un commento dell'interlocutore.

I fatti comunicativi necessitano di una lettura ternaria che consideri la persona, l'altro o gli altri con cui interagisce, e il contesto di relazione che essi stanno generando (Moscovici, 1996; Ghiglione, 1988). Dunque le diverse funzioni della Comunicazione Non-Verbale possono disporsi su un continuum ideale, che vede ad un estremo la Persona, il polo intra-personale, e all'estremo complementare l'Altro (o gli Altri) con cui interagisce, il polo interpersonale.

Il diagramma seguente è una descrizione schematica della realtà e non rappresenta la realtà stessa. L'interazione umana è un campo in cui è impossibile compiere nette ripartizioni tra fenomeni intrapersonali e interpersonali. Tuttavia per conoscere una realtà occorre assumere un punto di vista che risulti esplicativo e funzionale, pur nella consapevolezza che non possa essere esaustivo e nemmeno oggettivo.

Lo schema seguente illustra l'eterogeneità delle funzioni svolte dai messaggi non-verbali nel contesto comunicativo. Sul contiuum compreso tra i poli intra ed inter-personale identifichiamo tre insiemi di funzioni.

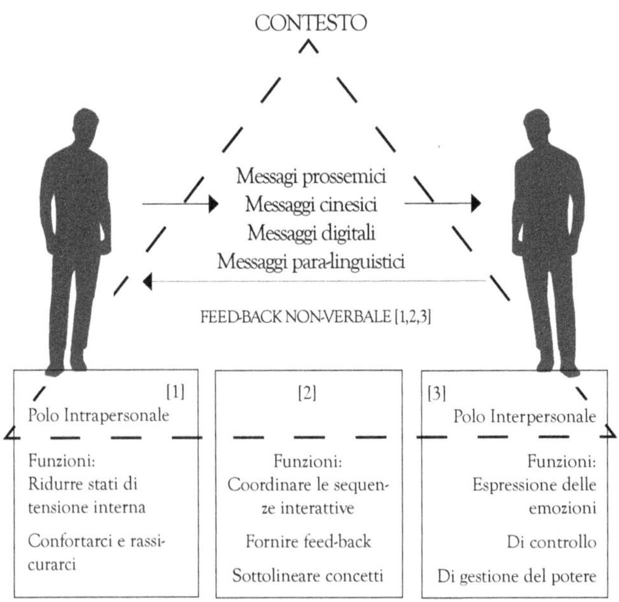

FUNZIONE INTRA-PERSONALE [INSIEME 1]

Comprende i segnali non-verbali meno soggetti al controllo cosciente il cui valore comunicativo spesso sfugge al soggetto che li attua. I comportamenti non-verbali appartenenti a questo insieme rispondono ai bisogni dell'individuo, al suo stato di attivazione emotiva e non sempre sono riferibili all'attività interattiva.

Gesti come accarezzarsi i capelli o sfiorarsi delicatamente un braccio servono a confortare e rassicurare chi li compie e a ridurre stati di tensione interna (Pacori, 2002). Questi comportamenti sono osservabili sia nella comunicazione interpersonale che nella comunicazione intra-personale, infatti vengono compiuti anche quando la persona è sola ed ha come unico interlocutore se stessa.

FUNZIONE TRANS-PERSONALE [INSIEME 2]

Sono messaggi non-verbali con funzione regolatrice del processo comunicativo. L'utilizzo e la calibrazione del contatto oculare, per esempio, consentono ai comunicanti di scambiarsi i turni di parola così da evitare sovrapposizioni reciproche durante il discorso. Bisogna aggiungere che tutto il corpo adempie a questa funzione accompagnando l'ascolto e l'emissione di contenuti per l'intera durata dell'interazione.

Per esempio, le persone che vogliono costruire un rapporto paritario di collaborazione scelgono posture speculari e si assicurano un reciproco e continuo contatto visivo. Chi invece desidera assumere una posizione dominante tende ad occupare lo spazio psicologico dell'altro (vedi il capitolo sulla Prossemica) e ad assumere una postura eretta e aperta indipendentemente dall'assetto posturale dell'altro.

FUNZIONE INTER-PERSONALE [INSIEME 3]

Appartengono a questo insieme i comportamenti non-verbali che veicolano istruzioni di relazione e di ruolo. Tali comportamenti servono a segnalare all'interlocutore quale genere di relazione si intende instaurare. Espressione delle emozioni, funzione di controllo e monitoraggio della relazione, gestione del potere, inteso come capacità di promuovere o impedire il cambiamento (Spaltro, 1993) nelle regole d'interazione.

L'INFLUENZA DEL CONTESTO

Il contesto ha sempre un valore strutturante per l'interazione. Le caratteristiche del contesto influenzano i contenuti della comunicazione. Ciò che può essere fatto e detto in un certo contesto potrebbe essere molto sconveniente in un altro. Nella nostra cultura è consentito ridere in situazioni informali come in locali notturni, pub e discoteche ma non lo è, ad esempio, in un'aula scolastica o in chiesa.

Goffman (1959) ha descritto la vita umana come una perpetua rappresentazione "teatrale" governata da convenzioni e regole varianti secondo il contesto e sempre costruite socialmente allo scopo di promuovere un'immagine adattata e positiva dei vari interlocutori. Le norme di rappresentazione di sé nell'interazione riguardano sia il contenuto – ciò che si può dire e in quale forma può essere detto (formalità e informalità del linguaggio) – che il livello non-verbale della comunicazione. In tutte le società umane si è riscontrato un qualche sistema di regolazione della funzione di trasmissione delle emozioni del comportamento non-verbale. Ekman e Friesen (1969, 1971) hanno identificato regole di esibizione dell'espressione non-verbale delle emozioni (display rules), regole variabili da cultura a cultura.

Ogni persona apprende le *display rules* del proprio contesto d'appartenenza nel corso del processo di socializzazione. Le regole di esibizione possono prescrivere di intensificare, de-intensificare, neutralizzare o mascherare le emozioni.

Nella nostra cultura una *display rule* impone agli uomini di non piangere mentre lo consente alle donne; nella cultura Giapponese è considerato sconveniente manifestare qualunque emozione fuori dalla sfera privata (Cozzolino, 2003).

In tutte le culture i processi sottesi alla costruzione di regole di esibizione sono quattro:

- intensificazione: caricare l'espressione non-verbale dell'emozione per renderla più visibile;
- de-intensificazione: mostrare il comportamento non-verbale della specifica emozione facendo sì che non risulti troppo evidente;
- neutralizzazione: controllare mediante un'espressione neutra i comportamenti che potrebbero tradire che si sta provando una particolare emozione;

- mascheramento: sostituire l'espressione non-verbale di un'emozione con quella di un'altra (per esempio invece che mostrare rabbia, sorridere).

Le *display rules* sono qualcosa di più che indicazioni per la gestione del linguaggio non verbale, infatti le violazioni vengono sanzionate dai gruppi sociali o dai singoli interlocutori con misure proporzionali alla gravità dell'irriverenza. Una delle più comuni modalità per sanzionare un soggetto che violi apertamente le *display rules* è la disconferma comunicativa: l'altro o gli altri smettono di riconoscerlo come agente comunicativo spingendosi in alcuni casi ad isolarlo socialmente.

CAPITOLO 9
LA GESTUALITÀ

*"La più grande scoperta della mia generazione
è che gli esseri umani possno modificare la propria vita
modificando il proprio atteggiamento mentale".*
William James

La gestualità accompagna ogni momento dell'interazione con l'altro, con noi stessi e col mondo. Al di là delle differenze culturali e individuali, tutti utilizziamo gesti il cui valore comunicativo è a volte consapevole, altre inconsapevole. I messaggi gestuali provengono essenzialmente dal movimento delle braccia e delle mani e possono essere rivolti verso l'interlocutore oppure autodiretti dal parlante.

Di rado la gestualità è oggetto di attenzione e di attribuzione di significato da parte dei comunicanti. Il focus attentivo cosciente privilegia il livello verbale, cioè il significato digitale dello scambio interattivo, tuttavia attuiamo costantemente una lettura inconscia della gestualità guidati da sistemi di codifica in parte genetici e in parte appresi. Reagiamo alla gestualità con un basso grado di consapevolezza e ciò può generare comunicazioni incongruenti, alterazioni della ricezione e dell'emissione di messaggi, incomprensioni e conflitti.

Dall'osservazione del comportamento infantile nelle fasi più precoci dello sviluppo emerge che possediamo un registro genetico di base per la comprensione di alcuni comportamenti non verbali, registro che si sviluppa con l'esperienza del processo di socializzazione insieme alla competenza comunicativa verbale ma non allo stesso ritmo e non al medesimo livello di complessità. Rispetto agli adulti i bambini sono abili nel riconoscimento di segnali non-verbali molto sottili, per questo sono ritenuti maggiormente "istintivi" nel comportamento sociale. Questa sensibilità viene inibita nelle fasi avanzate dell'adattamento per favorire l'acquisizione di regole di controllo dell'espressività non-verbale (come le display rules) e non viene più incoraggiata nei contesti pedagogici, dove ancora si favorisce in modo quasi esclusivo l'insegnamento del linguaggio logico-verbale.

Ekman e Friesen (1976) hanno descritto sei tipologie di gesti differenziate in base alla funzione svolta nel corso dell'interazione (vedi pagina successiva).

Ancora una volta, le categorie proposte dagli studiosi della Comunicazione Non-Verbale devono essere intese come orientamenti di carattere generale e non come settori stagni. Un medesimo gesto può adempiere a più funzioni in momenti differenti. Il significato è insomma plurivoco, sta all'osservatore attribuire un senso alla totalità dell'interazione gestuale in cui è coinvolto tenendo conto del contesto, di se stesso e dell'altro.

LE TIPOLOGIE DEI GESTI

I GESTI EMBLEMATICI

I gesti emblematici o emblemi (Ekman, Friesen, 1969) sono gesti dal significato condiviso tra i membri di una cultura. Essi possono sostituire singole parole e intere espressioni e il loro significato può essere espresso a parole. I gesti emblematici rappresentano il solo aspetto digitale della Comunicazione Non-Verbale secondo le considerazioni fatte nel capitolo precedente.

Esempi di gesti emblematici

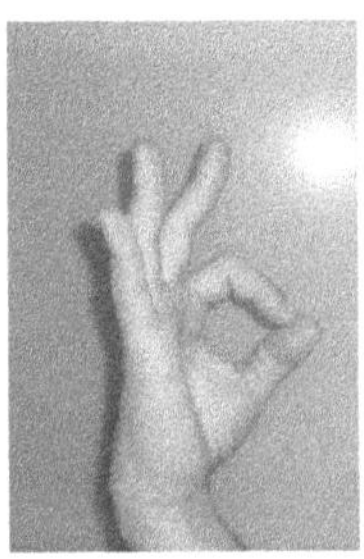

"Ok!" o "zero"

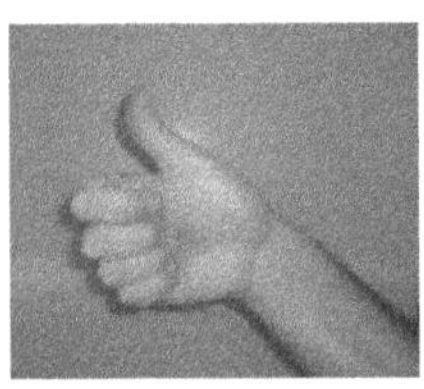

"Ok!" o "autostop"

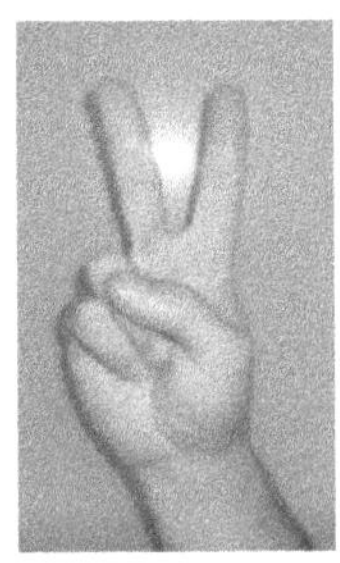

"Vittoria!" o "due"

I GESTI ILLUSTRATORI

Sono i gesti che accompagnano l'eloquio per specificarne il contenuto. Hanno la funzione di rinforzare il contenuto verbale del discorso. Quando non sono associati alla produzione verbale divengono estremamente ambigui e comunque, a differenza degli emblemi, sono scarsamente informativi.

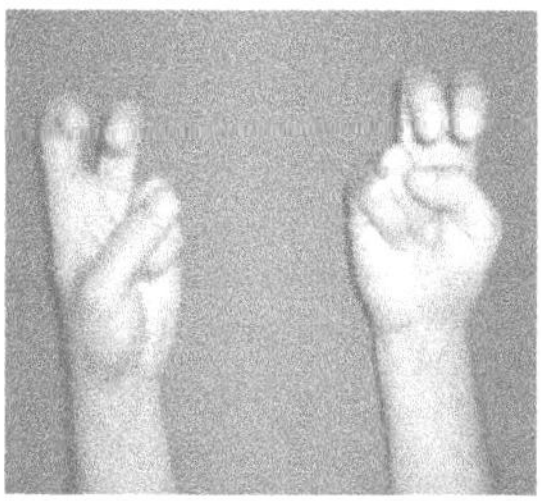

Esempio di gesto illustratore

"tra virgolette..."
E' un gesto tipicamente anglosassone.

I GESTI ESPRESSIVI

Veicolano lo stato emotivo dell'interlocutore. In letteratura lo spazio dedicato a questi gesti è generalmente scarso (Raffagnino, Occhini, 2003) data la maggiore attenzione per sistemi di segnalazione non-verbale meno ambigui come le espressioni facciali.

Tuttavia molti gesti espressivi inviano messaggi riguardanti il grado di partecipazione all'interazione e di piacevolezza dell'interlocutore. Si può ritenere che all'aumentare di gesti espressivi aumenti anche il livello di apertura e di empatia percepita dell'interlocutore. I gesti espressivi sono utilizzati per comunicare disponibilità e contatto (per esempio, pacche sulle spalle, abbracci, strette di mano) o, al contrario, chiusura e rifiuto (serrare i pugni o puntare l'indice) (Cozzolino, 2003).

Esempi di gesti espressivi

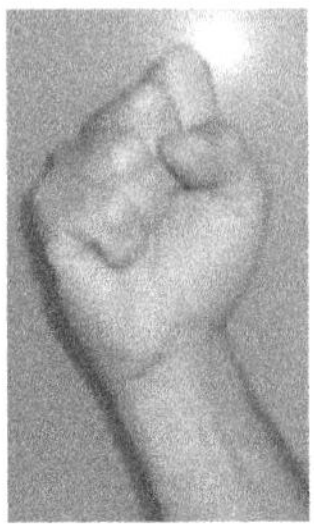
Rabbia o minaccia

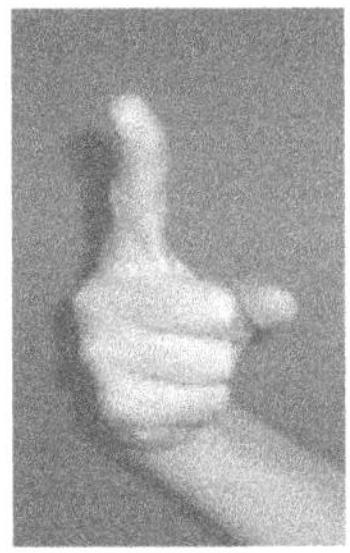
Accusa, ordine.

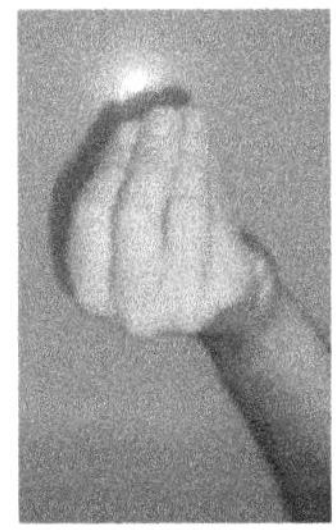
"Che vuoi!?"

I GESTI MODULATORI

Protendere leggermente le mani verso l'interlocutore può indicare l'intenzione di prendere la parola, smettere di accompagnare il discorso con gesti può segnalare l'intenzione di passare il turno di conversazione all'altro. Questi sono esempi di gesti modulatori, gesti spesso molto fluidi finalizzati alla regolazione dei turni interattivi.

L'importanza di questi gesti è evidente quando segnalano un atteggiamento di scarsa disponibilità comunicativa prima ancora che questa sia espressa verbalmente.

Esempio di gesto modulatore

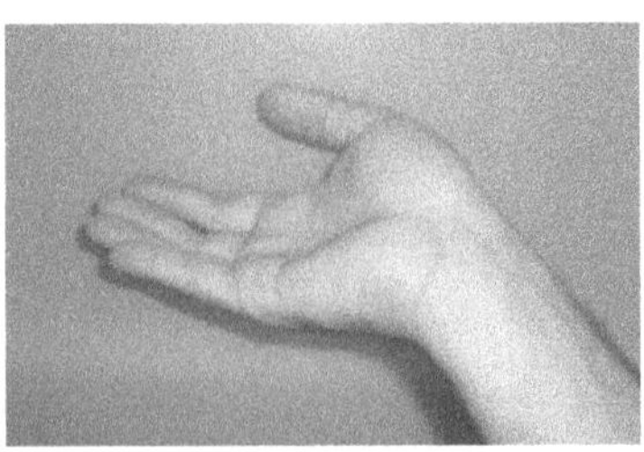
Per passare il turno di parola

I GESTI AUTO-ADATTATIVI

Rispondono direttamente ai bisogni della persona, al suo stato di attivazione emotiva (positivo o negativo) e possono essere centrati sul corpo dell'emittente, sul ricevente o su oggetti presenti nel contesto.

I gesti auto-adattativi possono indicare uno stato di tensione di tonalità emotiva non precisabile oppure essere segnalatori di sentimenti e atteggiamenti di accettazione, gradimento per l'altro o per il contenuto del discorso.

Di seguito presentiamo alcuni gesti di questo tipo e il loro probabile significato. Occorre precisare che si tratta di orientamenti di lettura della gestualità che non stabiliscono in nessun modo una corrispondenza rigida e puntuale con la realtà della comunicazione. Le infinite sfumature dell'interazione umana consentono di produrre utili letture di quanto avviene tra gli interlocutori, soltanto con un approccio integrato sui vari livelli della comunicazione e sull'influenza del contesto.

Esempi di gesti autoadattativi

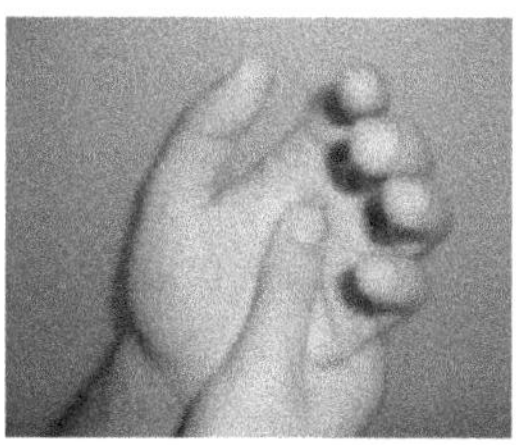

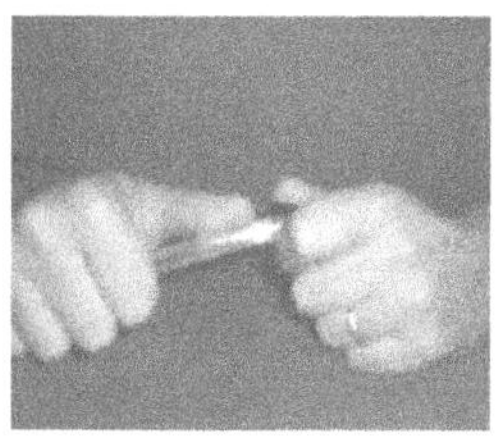

Nervosismo e/o insicurezza

Il movimento delle labbra e l'espressione delle emozioni

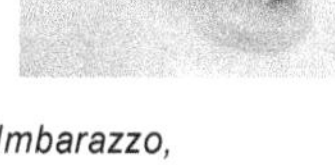

Imbarazzo, disappunto

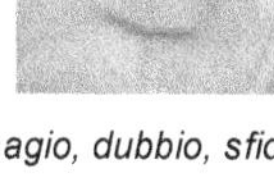

Disagio, dubbio, sfiducia

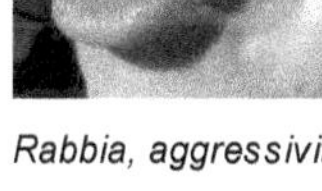

Rabbia, aggressività

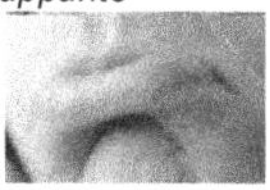

Tristezza, dispiacere

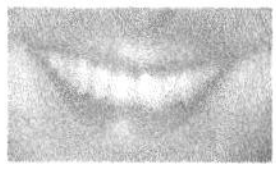

Divertimento, gioia

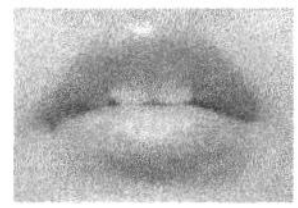

Interesse, seduzione

Gesti autodattativi indicatori di tensione

Auto-diretti

- *mordersi le unghie*
- *tormentare le dita delle mani*
- *sfregare un piede contro l'altro*
- *aggiustarsi il colletto di una camicia o di un maglione*
- *tirare ciocche di capelli*
- *accarezzarsi un braccio o una gamba*

Gesti autodattativi indicatori di gradimento

Autodiretti

- *appoggiare l'indice o un oggetto vicino alle labbra*
- *passarsi una mano fra i capelli*
- *sfregare un piede contro l'altro*

Diretti su oggetti

- *giocare con l'anello, una catenina o un braccialetto*
- *accarezzare un oggetto (es., un libro, un bicchiere)*
- *portare un oggetto verso di sé*
- *rimuovere un oggetto*
- *toccare un oggetto dell'altro*

Eterodiretti

- *accavallare le gambe in direzione dell'interlocutore*
- *curare l'aspetto o l'abbigliamento dell'altro*
- *disincrociare braccia e\o gambe*
- *sollevare un piede*
- *sospendere un'azione durante il discorso*
- *sfiorare o toccare l'altro*

Esempi di gestiautoadattativiindicatori di gradimento

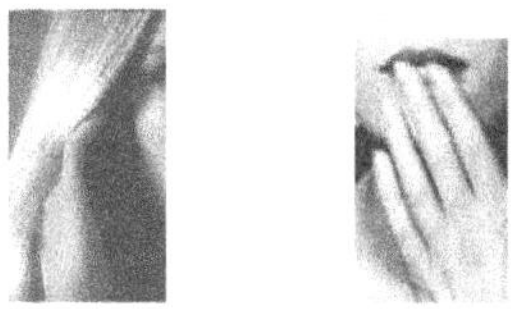

Esempi di gestiautoadattativiindicatori di tensione

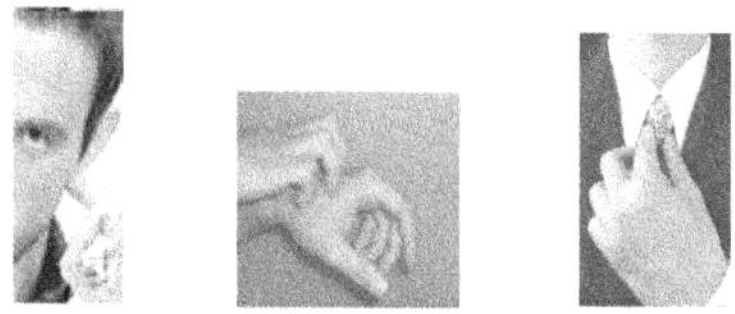

Gesti autodattativi indicatori di rifiuto

Autodiretti

- *sfregarsi il naso*
- *togliersi qualcosa dalla zona lacrimale*
- *sollevare un sopracciglio*
- *sollevare con un dito il labbro inferiore*
- *grattarsi la fronte, il mento o il collo*

Diretti verso oggetti

- *togliersi qualcosa di dosso (es. un capello, una briciola)*
- *pulire il piano di lavoro, il bracciolo della sedia o altro*
- *spingere un oggetto verso l'interlocutore*
- *strappare della carta, rompere qualche cosa*
- *provocare rumore con degli oggetti*
- *stringere con forza un oggetto*
- *grattarsi con un oggetto*

Eterodiretti

- *orientare le gambe in direzione opposta all'interlocutore*
- *incrociare le braccia*

CAPITOLO 10

TECNICHE DI COMUNICAZIONE EFFICACE

Perché una comunicazione sia efficace occorre che i suoi tre livelli (verbale, non-verbale e para-verbale) siano sinergici. Ogni discontinuità o discrepanza può essere percepita dall'interlocutore, in modo consapevole o inconsapevole, come segnale di inadeguatezza o di disimpegno del parlante dalla relazione. L'incongruenza tra i livelli della comunicazione può in effetti rivelare la presenza di un conflitto interno al parlante, conflitto che può riguardare il contenuto o il tema del discorso, la rappresentazione di sé nel contesto attuale (persona/ruolo), delle proprie emozioni e cognizioni o la rappresentazione dell'altro.

Questa premessa alle tecniche di comunicazione efficace si rende indispensabile perché precisa la natura sistemica del personale e dell'interpersonale che fondano una relazione: entrambi funzionano secondo il principio di totalità (vedi pag.7). In base a questo principio è sufficiente che uno dei livelli della comunicazione devii dagli altri perché contenuto e processo siano registrati come confusivi o inefficaci.

Di seguito presentiamo alcune tecniche verbali, non-verbali e para-verbali di comunicazione efficace. Per quanto sinora affermato l'applicazione di tali strumenti è utile soltanto se effettuata nell'ambito di una comunicazione *congruente* (verbale, non-verbale e para-verbale allineati).

Tecniche verbali	Tecniche para-verbali	Tecniche non-verbali
Riformulazioni per il controllo del feed-back Assunzione di responsabilità Evitare suggestioni negative Accettazione del vissuto del paziente Controllo dell'ordine delle informazioni Personalizzazione della comunicazione Socializzazione del linguaggio Tecnica del "Tu qui ed ora" Adottare il linguaggio dell'altro	Segnali di conferma Presidio dei segnali d'incertezza Ricalco del para-verbale Sottolineatura para-verbale del contenuto	Contatto oculare Ricalco delle espressioni facciali Conferme non-verbali Attenzione alle scariche tensionali Tecniche di rapport non-verbale

TECNICHE PER INCREMENTARE L'EFFICACIA DELLA COMUNICAZIONE VERBALE

RIFORMULAZIONI PER IL CONTROLLO DEL FEED-BACK

In ogni momento dell'interazione è utile svolgere operazioni di controllo del feed-back ricevuto ed inviato all'interlocutore. Bisogna cioè assicurarsi di aver compreso il contenuto del suo messaggio e che lui a propria volta abbia recepito il nostro.

È sufficiente riformulare l'informazione fornita dall'altro e chiedergli conferma di averne afferrato il senso usando formule come:

"Mi sembra di capire che lei stia dicendo che ... è così ?"
"Aspetti un attimo, non so se ho capito. Ha detto che... ?"

In questo modo si trasmettono disponibilità ed attenzione e si riduce la possibilità che si verifichino incomprensioni.

Per aumentare l'efficacia della nostra comunicazione può essere opportuno chiedere all'interlocutore di riformulare il messaggio che gli abbiamo trasmesso.

ASSUNZIONE DI RESPONSABILITÀ

Di fronte ad una incomprensione si intavolano spesso lunghe discussioni che hanno l'obiettivo di dimostrare che uno dei due *non ha capito* il significato della comunicazione.

Per aumentare l'efficacia della comunicazione è opportuno ammettere la possibilità di non aver capito l'altro o che l'altro non capisca noi, evitando accuratamente di accusarlo dell'accaduto.

Quest'assunzione di responsabilità può essere dichiarata attraverso espressioni come:

"Mi sono certamente spiegato male. Provo a ripeterle quello che volevo dirle."
"Mi scusi, forse l'ho fraintesa, potrebbe rispiegarmi la situazione?"

EVITARE SUGGESTIONI NEGATIVE

Alcune parole del linguaggio comune possono suscitare reazioni di fiducia o sfiducia, di accettazione o negazione, avvicinamento o allontanamento. Espressioni come "malattia", "disturbo", "problema", "impegno", "depressione", "sofferenza", "lutto", "difficile", "difficoltà" e molte altre direttamente collegate a vissuti negativi suggestionano negativamente e tendono a produrre nell'interlocutore il rifiuto del messaggio e di chi lo comunica.

Per migliorare l'efficacia della comunicazione risulta utile evitare queste espressioni e sostituirle con altre neutre o positive

ACCETTAZIONE DEL VISSUTO DEL PAZIENTE

In ogni momento dell'interazione è bene accogliere il vissuto del paziente e la sua visione delle cose senza mai contestarle in modo diretto. Così si prepara la persona ad accettare altri punti di vista e ad assumere nuovi comportamenti. Grazie a questa tecnica è possibile aggirare le "resistenze" ed evitare discussioni col paziente. Infatti cominciare un dibattito sulle convinzioni dell'altro cercando di dimostrargli quanto siano sbagliate avvia un conflitto e non un'alleanza.

Bisognerebbe lottare contro il disturbo o la malattia, *mai col paziente*. L'accettazione del suo vissuto è una tecnica fondamentale per l'avvio di una relazione terapeutica e può essere eseguita sospendendo il giudizio critico, le interpretazioni e le "letture del pensiero" durante il colloquio.

La paura di sentirsi giudicate può spingere le persone a celare informazioni importanti circa le proprie abitudini, i pensieri e le emozioni; ciò comporta un restringimento o una chiusura dei canali comunicativi. Accade che il paziente si uniformi temporaneamente al modello del mondo proposto dal professionista della salute, ne appaia sinceramente persuaso ed esprima addirittura gratitudine per i buoni consigli ricevuti per poi riappropriarsi del suo vissuto avvertendo fastidio e talvolta risentimento per l'operatore che l'ha messo in discussione.

Esempi:
"Dottore, sono contenta di sapere che la gravidanza stia andando bene, ma mi sento molto in ansia."

Non accettazione del vissuto:
"Eh! Ma è normale che sia un po' agitata... si figuri!... Sono le cose belle della vita! Inizi a godersi la maternità, ché va tutto benissimo!"

Accettazione del vissuto:
"Davvero si sente in ansia?...mmm...vorrei fosse serena, mi dica di più, parliamone se vuole..."

CONTROLLO DELL'ORDINE DELLE INFORMAZIONI

L'ordine di presentazione dei contenuti di un messaggio può aumentare o diminuire la sua efficacia. In genere le informazioni negative vengono facilmente generalizzate ad altre informazioni, anche positive, riguardanti il medesimo argomento e condizionano negativamente la percezione della persona che le riceve.

In psicologia sociale questo fenomeno è chiamato "Effetto alone". La percezione gradevole e positiva di un'informazione viene estesa anche al messaggio successivo e viceversa. Per questo è utile formulare la propria comunicazione tenendo conto dell'ordine dei messaggi in base alla loro valenza positiva o negativa per l'interlocutore. Risulta efficace fornire prima gli aspetti positivi di una notizia e, successivamente, introdurre quelli negativi. Invertire questa sequenza diminuisce la parte positiva dell'informazione, perché la notizia negativa, che è percepita come la più saliente, se presentata per prima inibisce la percezione di quella positiva.

Dopo aver comunicato la componente negativa della notizia è importante ricordare quella positiva iniziale o introdurne una terza, sempre di valenza positiva. In questo modo la cattiva notizia si trova "incastrata" tra due notizie positive e ha un impatto emotivo meno traumatico.

Studi sulla memoria hanno dimostrato che le persone ricordano maggiormente le parti iniziali e finali di un discorso. L'ordine di comunicazione di notizie, indicazioni, consigli e prescrizioni è perciò un fattore di efficacia di estrema importanza nel settore dell'interazione umana.

PERSONALIZZAZIONE DELLA COMUNICAZIONE

Per incrementare l'efficacia della comunicazione è bene riferire i propri discorsi direttamente all'interlocutore. È sufficiente evitare espressioni come:

"Di solito nei casi come li suo ..."
"Si dovrebbe cominciare con queste analisi. Lo raccomando sempre".
"Ho già trattato situazioni come la sua e nessuno si è mai lamentato".

Queste frasi non riconoscono all'interlocutore la specificità del suo vissuto e la particolarità dell'interazione in cui è impegnato. Una comunicazione personalizzata tiene conto del soggetto ed è densa di riferimenti alla *sua* esperienza.

SOCIALIZZAZIONE DEL LINGUAGGIO

Quando si forniscono prescrizioni e incoraggiamenti, si pianificano delle azioni finalizzate ad un risultato o si valutano gli obiettivi raggiunti è importante utilizzare la prima persona plurale (il "noi") al posto della prima e della seconda persona singolare (l'"io" o il "tu"). In questo modo si trasmette all'altro il messaggio di essere coinvolti nella relazione e si ottiene una sua maggiore disponibilità ad eseguire determinati comportamenti.

Esempi:
"Per ottenere ulteriori miglioramenti dovremo aspettare qualche settimana"

e non:
"Per ottenere ulteriori miglioramenti dovrà aspettare qualche settimana"
"Faremo qualche altra analisi"
"Abbiamo alcune possibilità"

"TU QUI ED ORA"[2]

A volte l'interlocutore tende a descrivere la sua esperienza con espressioni impersonali collocate nel tempo in modo impreciso. Risulta importante riconoscere immediatamente questa modalità di comunicazione ed invitare la persona a riformulare quanto dice in termini più chiari e, soprattutto, riferiti a sé stessa. Un esempio può essere l'esteriorizzazione dell'esperienza (l'utilizzo del tu al posto dell'io):

"Quando ti senti così ti crolla il mondo addosso e non puoi fidarti più di nessuno."
(Stai parlando di te o...?)

"Anche se fai un sacco di prove, poi non ottieni niente."
(Vuoi dire che se tu fai un sacco di prove, poi...?)

ADOTTARE IL LINGUAGGIO DELL'INTERLOCUTORE

In ogni momento dell'interazione è importante usare il linguaggio dell'altro, cioè fare *rapport* al suo linguaggio verbale utilizzando il suo sistema rappresentazionale privilegiato; espressioni tipiche; particolari sequenze linguistiche VAK (strategie personali, costituite da sequenze di predicati sensoriali).

Esempio:
"Dottore, vedo pochi progressi (V) e non vorrei che le cose precipitassero (K)."
Risposta:
"È evidente (V) che lei sta andando un po' di fretta (K). Osservi con attenzione (V) ogni piccolo passo compiuto sinora (K) e noterà (V) che le cose vanno per il giusto verso (K)."

[2] Questa tecnica è un'applicazione particolare del Meta-Modello.

TECNICHE PER INCREMENTARE L'EFFICACIA DELLA COMUNICAZIONE PARA-VERBALE

SEGNALI DI CONFERMA

Sono espressioni para-verbali che confermano i messaggi dell'interlocutore e il suo ruolo nella relazione. Indicano attenzione ed empatia.

Esempi:
"*Mmh mhm... mmh mmh...*"
"*Ah, ah... ah, ah...*".

PRESIDIO DEI SEGNALI D'INCERTEZZA

Le esitazioni para-verbali che possono precedere l'emissione di un messaggio ne riducono l'impatto e trasmettono all'interlocutore un'immagine di indecisione e d'inaffidabilità. Dunque è opportuno ridurle al minimo o evitarle.

Esempio:
"*aaaah... Dunque i primi sintomi si sono manifestati quando... mmm... a settembre? Eeeeee adesso come sono... più frequenti?*"
"*Alloraaaaaaa.... Sto pensando...mmm... credo di aver capito...eeeee... volevo... dirle... sì... ecco...*"

RICALCO DEL PARA-VERBALE

Consiste nel rispecchiare il ritmo, il timbro, il tono ed il volume della voce dell'interlocutore (vedi Rapport).

SOTTOLINEATURA DEL CONTENUTO MEDIANTE IL PARA-VERBALE

Le qualità analogiche della voce possono essere utilizzate per sottolineare l'importanza del messaggio. Volume, ritmo, timbro, tono adeguatamente modulati in corrispondenza di parole-chiave ne esaltano la salienza e il significato.

TECNICHE PER INCREMENTARE L'EFFICACIA DELLA COMUNICAZIONE NON-VERBALE

CONTATTO OCULARE

Assicurare un contatto oculare continuo e diretto rimanda all'interlocutore l'impressione di autentico interesse e di ascolto attivo. Lo sguardo distratto anche per pochi istanti può essere recepito come un'indicazione di disinteresse, soprattutto nell'interazione clinica.

Da un punto di vista tecnico il contatto oculare può essere mantenuto con efficacia attraverso la de-focalizzazione dell'immagine dell'interlocutore, che si traduce nella sensazione di grande partecipazione al colloquio per entrambe le parti. La de-focalizzazione si verifica dopo una breve fissazione degli occhi dell'interlocutore e permette di comprendere nel proprio campo percettivo la sua intera figura. In questo modo viene evitato il continuo movimento oculare sulla persona che può produrre la sgradevole sensazione di essere analizzata, ma si ha ancora la possibilità di notare il suo comportamento non-verbale.

RICALCO DELLE ESPRESSIONI FACCIALI

È opportuno rispecchiare le espressioni facciali dell'interlocutore indipendentemente da quello che vogliono significare. Questo comportamento può essere attuato nella fase d'ascolto per veicolare un messaggio di empatia e comprensione.

L'attuazione di questa tecnica prevede la sospensione dell'interpretazione degli atteggiamenti dell'altro, che ha un vocabolario non-verbale del tutto soggettivo. Assumere le sue espressioni facciali, fatte salve le altre condizioni di un buon *rapport*, può facilitare una maggiore comprensione dei suoi vissuti perché implica un adeguamento alla sua fisiologia.

CONFERME NON-VERBALI

Nella nostra cultura le conferme non verbali di un messaggio sono principalmente veicolate dal movimento del capo in senso verticale. Introdurre nell'attività d'ascolto sequenze adeguatamente calibrate di questo movimento aumenta la disponibilità dell'interlocutore a fornire maggiori dettagli su quanto ci sta dicendo e, insieme, la percezione di essere attentamente seguito nei suoi ragionamenti.

La conferma non-verbale è un segnale di comprensione del messaggio che poco ha a che fare con l'assenso o il dissenso sul contenuto. Con questa tecnica si accetta e si legittima il vissuto dell'interlocutore senza entrare nel merito della validità dei significati che vuole trasmettere.

ATTENZIONE ALLE SCARICHE TENSIONALI

Le scariche tensionali sono movimenti spontanei durante una conversazione: toccarsi il naso, lisciarsi i capelli, sfiorarsi le guance, tossire brevemente, deglutire, ecc. Possono indicare disagio, ansia, disaccordo e in genere segnalano attivazione emotiva. Notare questi movimenti nel momento in cui si verificano può aiutarci a rilevare lo stato d'animo dell'interlocutore rispetto a se stesso, a noi, al contesto e ai contenuti.

Può essere utile rispecchiare l'interlocutore nelle scariche tensionali (vedi *pacing*), ma ancor più collegarle al contenuto di quanto sta dicendo, perché potrebbe richiedere un approfondimento (Vedi Meta-modello) o suggerire la necessità di avvicinarsi con tatto e maggiore empatia all'argomento che si sta affrontando.

TECNICHE DI RAPPORT NON-VERBALE (VEDI RAPPORT)

NOTE SULLA PROSSEMICA

La prossemica è un settore della comunicazione non-verbale che studia il modo in cui le persone utilizzano lo spazio fisico.

DISTANZA INTERPERSONALE

La distanza che le persone mantengono tra loro durante l'interazione è correlata al grado di confidenza e d'armonia della loro comunicazione. Secondo Hall (1968) si possono identificare quattro tipologie di distanze interpersonali:

Le indicazioni contenute nella figura seguente sono riferite alla cultura occidentale e possono essere utili nel controllo della comunicazione prossemica e nella costruzione di un *setting* facilitante per lo svolgimento di un colloquio.

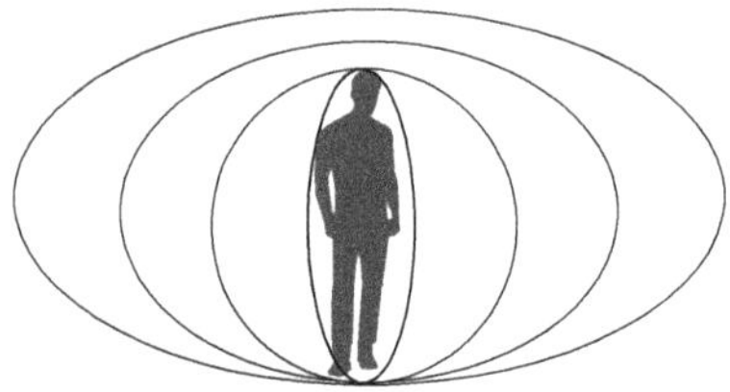

- distanza intima: da 0 a 40 cm;
- distanza personale: da 40 a 120 cm;
- distanza sociale: da 120 a 240 cm;
- distanza pubblica: oltre i 200 cm.

In particolare, in ambito professionista della salute è opportuno predisporre distanze comprese nel *range* di 50-100, cioè tra personale e sociale.

È importante rispettare lo spazio personale del paziente e avvisarlo che la si sta per superare se dovesse occorrere avvicinarsi entro la distanza intima.

La disposizione dei mobili nella stanza in cui avviene il colloquio può giocare un ruolo nell'espressione prossemica della comunicazione. Grandi scrivanie con le sedie poste ai lati opposti possono essere percepite come ostacoli o barriere alla comunicazione. Tavoli ingombri di oggetti, libri e riviste dello specialista possono distrarre l'interlocutore o produrre in lui la sensazione di "non avere un adeguato spazio" per esprimersi.

Alcuni modi di posizionare le sedie intorno alla scrivania in vista di un colloquio (Lazzari, Costigliola, 1994):

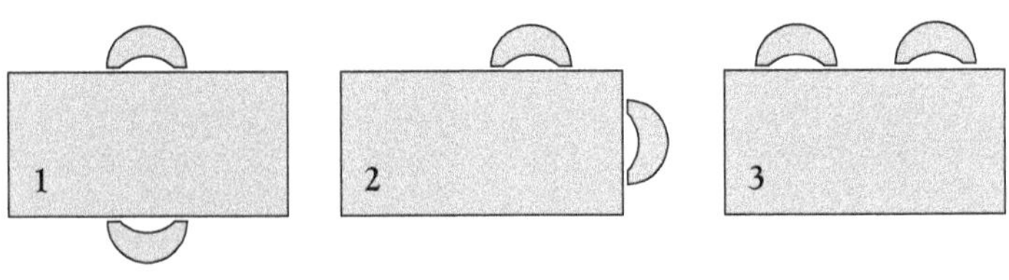

La posizione rappresentata nello schema 1 è meno facilitante la comunicazione rispetto a quelle delle figure 2 e 3 perché il tavolo, soprattutto se è ampio, può essere avvertito come un impedimento a comunicare. Tuttavia in una disposizione come la 1 questa percezione può essere superata se si flette il busto leggermente in avanti, verso l'interlocutore.

PROSSEMICA DELL'ACCOGLIENZA

La comunicazione faccia a faccia[3] col paziente inizia nel momento in cui varca l'ingresso del luogo di lavoro dell'operatore. Allo scopo di creare un clima positivo è opportuno che l'operatore accompagni la persona dalla porta sino a dove si terrà il colloquio e si premuri di condurlo lungo il percorso inverso al momento del congedo. Questo accorgimento rimane valido ed efficace anche negli incontri successivi, perché viene percepito come un gesto di disponibilità e d'attenzione ma anche di comprensione e di protezione.

Per alimentare questa percezione positiva si può invitare la persona ad accomodarsi e soltanto dopo prendere il proprio posto.

Se sul piano della scrivania si frappongono oggetti tra l'operatore e la persona è meglio spostarli subito per evitare di farlo durante il colloquio perché si darebbe l'impressione di essere distratti.

Lo spazio in cui si tiene il colloquio dovrebbe essere organizzato in modo tale che ci sia il numero minore possibile di oggetti intorno al paziente così che possa sentire d'avere un'ampia possibilità di movimento. È importante collocare più di una sedia davanti alla scrivania, così che la persona possa scegliere quale occupare, cioè senta di avere delle opzioni per collocarsi nello spazio comunicativo.

Infine, per l'intera durata del colloquio è bene che nessun altro faccia ingresso nella stanza, nemmeno nel caso in cui bussi educatamente. La presenza imprevista di una terza persona riduce il sentimento di territorialità del paziente. Qualora non fosse possibile garantire questa condizione è opportuno informare da subito il paziente che si attende qualcuno. Se si ricevessero visite inaspettate bisognerà alzarsi e tenere il visitatore sulla soglia, concludere rapidamente la conversazione e tornare al colloquio scusandosi per l'interruzione.

Analoghe considerazioni valgono nell'eventualità di una o più telefonate che potrebbero arrivare durante il colloquio.

[3] Parliamo di comunicazione faccia a faccia perché la relazione col paziente comincia ben prima del suo ingresso nello studio o ambulatorio. In accordo con molti autori ricordiamo che la relazione comincia col primo contatto, di solito telefonico, del paziente col professionista, i suoi collabori, chi l'ha inviato o con la struttura nella quale lo specialista opera.

CAPITOLO 11

LA FORMAZIONE STRATEGICA IN GRUPPO[4]

La gestione dello *stress*, la negoziazione, la capacità di tollerare il conflitto e di comunicare con efficacia all'interno di un'*équipe* multidisciplinare sono inspiegabilmente tra gli aspetti più trascurati nella formazione degli operatori sanitari. Il bisogno di strumenti capaci di generare un apprendimento rapido e di forte impatto di questa competenza spinge un numero sempre maggiore di specialisti a impegnarsi in specifici programmi d'addestramento.

Tra questi, una delle esperienze più interessanti è quella del training-group, di cui si parlerà nelle pagine successive.

IL TRAINING GROUP NELLA FORMAZIONE DEL PERSONALE SANITARIO

Questo capitolo tratta di uno strumento di formazione personale e professionale difficile da descrivere per la sua complessità. L'intensità e l'utilità di un training group per chi svolge il continuo e difficile lavoro di supporto, terapia o ascolto di singole persone o di gruppi sono paragonabili soltanto allo scetticismo o all'ostilità rivolti in alcuni casi a questa opportunità formativa. Parliamo di una metodologia certamente poco ortodossa perché contrappone ad un panorama rassicurante di training su "modelli", "strumenti" e "teorie" riguardanti l'individuo, le relazioni gruppali e le organizzazioni la pura azione ed esperienza della persona con altre persone e con il contesto. Nel *t-group* l'apprendimento è in massima parte esperienziale e co-costruito dai partecipanti; non sono previsti interventi didattici tradizionali, nulla è pre-disposto. Proprio questo aspetto, stigmatizzato dalla formazione tradizionale in quanto

[4] Questo capitolo è interamente tratto e adattato dall'articolo "Il *t-group* nella formazione strategica" di Enrico Maria Secci, già pubblicato su diverse riviste cartacee e *on-line* dal 2001 e riproposto nel 2006 sulla rivista internazionale "Psicologia e Lavoro", diretta da Enzo Spaltro.

fortemente ansiogeno e destrutturate rappresenta la forza del gruppo d'addestramento perché riproduce in buona approssimazione e in ambiente protetto l'esperienza degli operatori al lavoro.

Infatti quale che sia l'approccio, il programma, l'obiettivo su cui lavoriamo abbiamo che fare con persone che collaborano o ci ostacolano, confermano, contestano il nostro metodo d'intervento o minacciano la nostra stessa identità professionale. Quale che sia il modello che utilizziamo o il nostro bagaglio formativo abbiamo a che fare giorno dopo giorno con individui e contesti a cui è necessario riferirsi per agire efficacemente pur non potendo vedere né prevedere quali dinamiche potrebbero attivarsi nella relazione con loro, con noi stessi e con l'ambiente in cui lavoriamo.

Tra le esperienze formative a cui ho partecipato o che ho condotto, quelle nei *T-groups* sono senza dubbio le più cariche di significato, di emozione e di cambiamento. Anche se i diversi gruppi in formazione si trovano di volta in volta ad approfondire aree di lavoro differenti, in genere il training sviluppa nei partecipanti alcune competenze come:

- empatia e comunicazione efficace
- capacità di leadership e di integrazione
- creatività
- resistenza allo stress
- gestione del conflitto e negoziazione
- espressione delle emozioni
- comprensione delle dinamiche di gruppo

Nonostante la tecnica esista da oltre quarant'anni la costituzione di T-group è ancora, soprattutto in Sardegna, cosa rara, forse perché richiede ai conduttori grande coraggio ed impegno emozionale ed ai partecipanti una forte e seria motivazione allo sviluppo del proprio Sé personale e professionale. Infatti si tratta di una modalità di formazione esclusiva, riservata a chi voglia seriamente affrontare la propria modalità di stare e\o di condurre un gruppo. Di seguito, oltre a presentare le principali regole del *t-group*, si propone un'evoluzione della tecnica, evoluzione già sperimentata in diversi contesti formativi (scuole, sanità, aziende) mirata a massimizzare l'utilità del training per rendere sempre più probabile un passaggio dal gruppo di addestramento al gruppo di sviluppo (*developement-group*).

NOTE STORICHE SUI T.G.

Da oltre quarant'anni il *T-group* è forse il metodo più discusso e rivoluzionario nell'ambito della formazione psicologica. Nata dall'opera di Lewin, la tecnica dei training groups è oggi un'autentica ed articolata tecnologia dei piccoli gruppi e del cambiamento generativo utilizzata per sviluppare competenze trasversali e relazioni interpersonali efficienti nell'addestramento di psicologi, psicoterapeuti, formatori, manager ed esperti in risorse umane. Secondo Spaltro (1993), il *T-group* "aiuta a prendere delle decisioni migliori e a sviluppare teorie in direzioni nuove", "permette di aumentare al massimo le capacità umane e l'abitudine al lavoro di gruppo" (pag.223). Il *T-group* è anche chiamato "gruppo di base", "gruppo destrutturato" o "autocentrato", "*sensitivity training*" o "gruppo diagnostico" (Amovilli, 1995).

La denominazione classica, *training-group*, riguarda la finalità, che è l'addestramento del gruppo e dell'individuo in gruppo alle relazioni interpersonali ed alla conoscenza delle strategie comunicative principali attuate dai singoli e dalla gestalt multipersonale a cui partecipano.

Il nome gruppo destrutturato fa riferimento alla mancanza di contenuti ed alla funzione non direttiva del trainer. Le sole "regole" dichiarate del gruppo riguardano lo spazio in cui i partecipanti si riuniscono ed il tempo, che è scadenzato in sessioni di novanta minuti. Le persone sono lasciate completamente libere di interagire e di confrontarsi, di negoziare regole e di creare relazioni. Il *t-group* si definisce anche gruppo autocentrato perché le dinamiche sono costantemente riportate nel gruppo e riferite al gruppo. La tecnica scoraggia i partecipanti ad immettere nel training informazioni su contesti diversi, per esempio su ciò che è accaduto prima del gruppo o a ciò che accadrà.

La denominazione di *sensitivity group* indica la centralità delle emozioni e della sensibilità interpersonale. L'espressione individuale e gruppale delle emozioni è nei t-group il principale veicolo di cambiamento e di consapevolezza.

Il nome di gruppo diagnostico ha un significato soprattutto storico. La tecnica del *training-group* fu ideata da Kurt Lewin nel 1947 e praticata per la prima volta nello stesso anno in Inghilterra dai suoi allievi Benne, Bradford e Lippit ai quali si deve la messa a punto del metodo presso il *National Training Laboratory* in *Group Development*, negli Stati Uniti. All'epoca il training group rappresentò una tecnica rivoluzionaria ed alternativa rispetto all'approccio clinico dominante che prediligeva l'assetto "in gruppo", che prevede la dominanza della relazione trainer-individuo, rispetto a quello "di gruppo" centrato sulla relazione individuo-gruppo. L'innovazione principale introdotta da Lewin e dai suoi collaboratori con la pratica dei *t-groups* fu il concetto di dinamica di gruppo, che spostò il focus della psicologia applicata dall'interpretazione dell'intrapsichico individuale all'osservazione dei fenomeni interpersonali di gruppo. Questo introduceva una nuova concezione di cambiamento sia nell'ambito della psicoterapia che in quello della formazione degli adulti. La formula lewiniana che esprime il comportamento come funzione della persona e dell'ambiente, indica che l'interazione tra persona e ambiente è il principale fattore di cambiamento o di assenza di cambiamento.

[1] **C** = f (**P,A**)

dove:
C = Comportamento
f = Funzione
P = Persona
A = Ambiente

Creare un gruppo significa dar luogo ad una *gestalt*, a qualcosa di più e di diverso rispetto ai suoi singoli elementi, un campo di forze psicologiche nuovo (A) che influenza ed è influenzato dai campi individuali (P). Se ci riferiamo alla formula [1], l'elevato potenziale di cambiamento del *t-group* risiede nel fatto che l'utilizzo corretto della tecnica struttura un ambiente psicologico A1 costituito da dinamiche "pure" che determinano un cambiamento in P, e quindi in C. Si parla di dinamiche "pure" perché la metodologia del training prevede attenzione ai processi interpersonali e controlla, attraverso una serie di regole, i contenuti delle comunicazioni in modo tale che influenzino al minimo l'andamento dinamico delle relazioni.

Una peculiare caratteristica del gruppo di base è la destrutturazione spazio-temporale: il gruppo ed i partecipanti perdono il senso del tempo e dello spazio in un'esperienza che ricorda il fenomeno psicopatologico della derealizzazione. In questo contesto si osserva un'accelerazione delle dinamiche tra i partecipanti. Alcuni autori sostengono che quanto succede tra le persone in un *t-group* accade normalmente in anni di frequentazione. Anche l'apprendimento subisce un'accelerazione, i partecipanti acquistano una maggiore sensibilità inter ed intra personale e riconoscono le strategie comunicative reciprocamente attuate. Perciò, l'originale denominazione di "gruppo diagnostico" può essere modificata in "gruppo auto-diagnostico", nel senso che ciascun partecipante raggiunge una maggiore consapevolezza di sé e costruisce una nuova immagine di sé o modifica quella precedente all'esperienza di gruppo.

Il *training group* si è rapidamente diffuso dall'Europa agli Stati Uniti come tecnica di cambiamento e il suo utilizzo si è esteso ben oltre l'ambito clinico. Soprattutto grazie al contributo della sociopsicologia francese, il *t-group* è diventato una metodologia fondamentale nella formazione degli adulti alla leadership, alla comunicazione, al lavoro di gruppo, alla gestione e costruzione delle relazioni (Rotondi, 2000) e del benessere.

Sul benessere soggettivo e sul lavoro di gruppo è incentrato l'approccio italiano di Enzo Spaltro, che del *training group* ha fatto uno strumento di cambiamento culturale per manager ed aziende.

LA TECNICA

La tecnica dei T.G. è governata da pochi ed essenziali principi di metodo. Di seguito, presentiamo i requisiti e le regole per la gestione di un *training-group*.

GLI OBIETTIVI

La lunga storia dei *training groups* e la complessità di questa tecnica rendono da sempre difficile l'individuazione di obiettivi specifici. Nella sua versione più tradizionale, non solo le dinamiche, ma anche le conclusioni dell'esperienza di un *sensitivity group* vengono delegate all'individuo, il quale è investito della responsabilità di elaborare, comprendere e agire in base alle percezioni che ha conseguito nel corso del laboratorio. In letteratura è comunque possibile individuare alcuni obiettivi generali:

- estendere la consapevolezza delle norme implicite e delle dinamiche che regolano la convivenza sociale organizzata: per esempio l'intimità e l'apertura tra le persone, l'autorità, la leadership, le decisioni;
- pensare e fare attraverso il principio della massima contemporaneità possibile, cercando di apprendere attraverso i fenomeni presenti nel gruppo (Spaltro, 1999).

In breve, è possibile affermare che il *t-group* ha lo scopo di favorire il cambiamento mediante la destrutturazione delle abitudini organizzative relative alla gestione del potere (e quindi della comunicazione, dei ruoli, del conflitto, ecc.).

Le aziende organizzano gruppi T composti da personale di diversi settori e livelli gerarchici per promuovere la cultura di gruppo ed i valori della cooperazione e dell'appartenenza. Esistono *sensitivity group* per quadri e dirigenti (centrati sulla *leadership*) e per gruppi di operai (centrati sulla sicurezza). Le scuole di *managment* e le scuole di psicoterapia fanno largo uso di gruppi destrutturati. Attualmente, l'utilizzo di questa tecnica si estende a tutti i contesti relazionali complessi.

LA COMPOSIZIONE DEI GRUPPI

I gruppi sono generalmente composti da 8-12 partecipanti ciascuno (da 1 a 4 gruppi). La composizione dei gruppi è uno degli aspetti tecnici più discussi. I partecipanti al gruppo possono essere omogenei o eterogenei tra loro per età, sesso, professione, *back-ground*, etc.

Sulla base dell'esperienza, molti auspicano che il gruppo sia eterogeneo in modo tale che i partecipanti contribuiscano alle dinamiche con differenti esperienze e punti di vista (Spaltro, 1969; Trentini, 1988; Ancona, 1979; Amovilli, 1995).

Generalmente si sconsiglia a persone che si conoscono molto bene (o che lavorano insieme) di partecipare allo stesso gruppo, in primo luogo allo scopo di garantire l'eterogeneità del gruppo, in secondo luogo per il principio già citato dell'accelerazione delle dinamiche.

LA COMPOSIZIONE DELLO STAFF

Lo staff è formato da un *trainer* (uno psicologo esperto in dinamiche di gruppo) e da un osservatore (uno psicologo in supervisione) per gruppo.

La formazione del *trainer* riveste un'importanza cruciale per l'evoluzione del gruppo in rapporto agli obiettivi. In genere, il trainer deve aver partecipato ad almeno quattro *t-group* e affiancato un conduttore esperto in almeno due occasioni. L'esperienza di conduzione di un *t-group* è estremamente ansiogena per il formatore, che è spesso oggetto di attacchi, anche personali, da parte del gruppo. Il trainer corre costantemente il rischio di colludere col gruppo e proiettare parti di sé sulle dinamiche in corso.

Poiché il *transfert* ed il *contro-transfert* derivanti dall'applicazione di questa tecnica sono molto intensi, è importante che il conduttore abbia svolto un percorso terapeutico formativo individuale e di gruppo.

IL SETTING

Il *training group* si svolge in forma residenziale in strutture alberghiere o equivalenti. Il luogo prescelto deve essere gradevole e possibilmente fuori dai centri urbani. Oltre alle camere per il pernottamento dei partecipanti, bisogna disporre di un'aula magna per le riunioni in plenaria e di tante stanze quante sono i gruppi. Le aule devono essere confortevoli e silenziose. L'arredo comprende un numero di sedie pari alla numerosità del gruppo più due sedie -una per il trainer, l'altra per l'osservatore- sistemate in cerchio.

I TEMPI

La durata minima complessiva va dalla giornata e mezzo ai tre giorni di formazione organizzati in sessioni continue di 60-90 minuti. Lo *staff* deve rispettare scrupolosamente i tempi. Qualunque cosa il gruppo stia facendo o dicendo, *trainer* ed osservatore lasciano la stanza allo scadere dei novanta minuti.

LE REGOLE

Le regole del training group sono poche ed essenziali, ma il loro rispetto impegna al massimo lo staff ed il gruppo, perché strutturano una situazione che può definirsi "paradossale" rispetto alle abitudini relazionali e comportamentali delle persone in contesti naturali.

Le cinque regole che seguono sono state riprese dalla scuola di Anzieu e Martin, che hanno diffuso con successo la tecnologia dei *training groups* in Francia a partire dal 1956. Si tratta di orientamenti di metodo preziosi qualunque sia la finalità dell'addestramento (comunicazione, leadership, conflitto, ecc.). La regola aurea dell'apprendimento nei *sensitivity groups* è comunque l'*hic et nunc* , cioè il qui ed ora: si apprende e si esperisce nel luogo e nel tempo presenti. Nel luogo e nel tempo del gruppo si impara ad imparare, si progettano relazioni, si sperimentano ambivalenze e si apprende a gestirle.

1) **Regole strutturali.** Corrispondono alle tre unità del teatro classico, l'unità di tempo, l'unità di luogo e l'unità d'azione.

- Unità di tempo: il gruppo ha dei tempi precisi: il tempo delle singole sessioni e quello complessivo del seminario. I tempi vanno rispettati senza eccezioni dal gruppo e dallo *staff*. Il tempo in cui si fa e si impara è quello presente.
- Unità di luogo: lo spazio del gruppo è la stanza in cui si tengono le sessioni. Quello che succede all'interno di tale spazio è l'oggetto del *training*.
- Unità d'azione: nel rispetto delle regole di spazio e di tempo, il gruppo può fare e dire liberamente qualunque cosa.

2) **Regole di non omissione.** Riguardano soprattutto lo staff, che ne deve promuovere il rispetto, soprattutto nei momenti in cui la dinamica di gruppo si conforma a schemi di comportamento e di relazione rigidi.

- *Hic et nunc*: ogni cosa detta e fatta riguarda il qui ed ora. Il gruppo ed il conduttore non possono omettere di considerarla e discuterla. Il conduttore è tenuto a garantire il rispetto di questa regola.
- Libertà di pensiero: ogni partecipante può esprimere nella massima libertà tutto ciò che vuole. Il corollario di questa regola asserisce logicamente che è scoraggiato l'utilizzo di categorie morali o del pensiero binario (giusto-sbagliato; legittimo-illegittimo; ecc.).

3) **Regole d'astinenza.**

- Assenza di programma. Lo staff si astiene dalla produzione e dalla messa in atto di un programma. Nel *t-group* non esistono contenuti, il gruppo è centrato su sé stesso.
- Relazione staff-partecipanti: lo *staff* non comunica con i partecipanti o col gruppo al di là dell'unità di spazio. Per osservare questa regola lo *staff* consumerà i pasti separatamente dai gruppi.

4) **Regole di discrezione.**

- Tutto quello che accade nel corso del training non può essere discusso al di fuori del gruppo. Se alcuni partecipanti infrangono questa regola, sono tenuti a riferire al gruppo il contenuto della loro conversazione.

5) Regola dell'analisi del contro-transfert. Riguarda il ruolo dell'osservatore.

- L'osservatore non parla mai al gruppo, ma osserva le relazioni gruppali e le interazioni tra i singoli, il gruppo ed il trainer. Nelle pause tra le sessioni l'osservatore discute le dinamiche in atto con il trainer e partecipa alla definizione degli interventi. Il ruolo dell'osservatore è molto importante in quando funge da "specchio" al trainer e riporta le percezioni sulla relazione transferale autorità-gruppo.

DINAMICHE DI GRUPPO E TRASFORMAZIONE INDIVIDUALE

La maggiore difficoltà che si incontra nel descrivere il cambiamento individuale/gruppale/organizzativo in un *t-group* deriva dalla complessità dell'interazione tra i sistemi individuo/gruppo/organizzazione. I tre sistemi non sono, infatti, perfettamente concentrici (Kernberg, 1998), cioè il sistema più grande (organizzazione) non comprende esattamente i sotto-sistemi di livello successivo (gruppo, individuo). Vale a dire che individuo/gruppo/organizzazione presentano delle aree di sovrapposizione, di reciproco influenzamento e quindi funzionano in modo parzialmente autonomo. Ciò comporta che il cambiamento individuale non è del tutto predittivo del cambiamento gruppale, il cambiamento gruppale non è del tutto predittivo di quello organizzativo e così via. Nella formazione mediante gruppi di base si osserva un continuo incontro-scontro tra questi diversi livelli di potenziale cambiamento. È come se la "differenza di potenziale" cambiamento tra individuo/gruppo/collettivo fosse la principale fonte delle dinamiche e del cambiamento reale.

Il singolo vuole differenziarsi ed individuarsi rispetto al gruppo ed al collettivo. Il gruppo vuole integrarsi con i suoi membri, ma differenziarsi dal contesto organizzativo, essere in qualche modo "individuo", unificarsi rispetto alla pluralità.

Il cambiamento passa dunque dal conflitto tra integrazione e differenziazione. L'integrazione serve a proteggersi dall'ansia della solitudine e crea appartenenza, cioè adesione e conformità all'emergente cultura di gruppo. Ma la percezione dell'integrazione determina nei sistemi (individuali, gruppali, collettivi) la paura della perdita d'identità e della libertà, e li spinge a differenziarsi per difendersi dal sentimento d'appartenenza, che minaccia la loro identità.

Le dinamiche in un *sensitivity group* s'imperniano sul conflitto integrazione/differenziazione, e sulla sua risoluzione si gioca il passaggio individuale/gruppale/organizzativo verso nuove modalità di funzionamento. Si può a questo proposito parlare di rappresentazioni individuali, di gruppo ed organizzative con funzione integratrice e differenziatrice.

La rappresentazione di un mondo relazionale oggettivo, dato, e che non si può cambiare, ha funzione integratrice perché genera un complesso di regole e presupposti dati per certi dal sistema. L'oggettività rende ogni cosa "sicura" e rimuove il pericolo del cambiamento. Su base "oggettiva" è possibile stabilire ciò che è giusto e ciò che è sbagliato e limitare al massimo il conflitto interpersonale. Su base "oggettiva" si individua il capo, si ripartisce il potere, si punisce il trasgressore, ci si difende dall'esterno. Un individuo, un gruppo, un'organizzazione dominati dalla funzione integratrice dell'oggettività agiscono secondo quella che Spaltro chiama "cultura di coppia". I principali assunti della cultura di coppia sono:

- Unicità di comando
- Trattamento dei conflitti per suddivisione
- Il potere è "cattivo"
- Gestione del potere a somma zero
- Esiste un solo modo per risolvere i problemi
- L'accumulo è più importante del consumo
- Il cambiamento è una minaccia da ostacolare
- Norme fisse su imposizione

L'oggettività, come funzione integratrice, tende ad uniformare le rappresentazioni individuali/gruppali/organizzative. Non sono ammesse deviazioni dalla norma e la diversità, in quanto ansiogena, non è tollerata.

Non a caso l'accettazione della diversità è il tema che spesso rompe l'apparente fusionalità del gruppo, genera la crisi dell'oggettività ed innesca fenomeni di differenziazione. Un individuo, una parte del gruppo (o un gruppo in un'organizzazione) trasgrediscono la cultura di coppia chiedendo che la loro soggettività sia riconosciuta. Inizia così l'individuazione, che è sempre conflittuale, e determina necessariamente il cambiamento delle rappresentazioni individuali/gruppali/organizzative.

La soggettività è affermata come valore. Non c'è alcuna ragione di dare per oggettive le regole della cultura di coppia. Alla funzione integratrice, oggettivante, viene contrapposta una funzione differenziatrice: la soggettività. Alla cultura di coppia subentra la cultura di gruppo. E si tratta di un passaggio fortemente emotivo, conflittuale, doloroso, perché comporta la perdita di certezze "obiettive" e rassicuranti.

La cultura di gruppo è caratterizzata da:
- Pluralità del comando
- Trattamento dei conflitti tramite condivisione
- Il potere è una risorsa
- Gestione del potere a somma variabile
- Un problema ammette pluralità di soluzioni
- Il consumo prevale sull'accumulo
- Il cambiamento è una necessità da soddisfare
- Norme variabili su negoziazione

Nel t-group la trasformazione delle rappresentazioni, delle strategie comunicative, delle emozioni, delle relazioni è particolarmente rapida. In questo senso, il training favorisce la costruzione di nuove realtà, ovvero di culture soggettive, modi di essere e di saper essere. Sono stati osservati numerosi indicatori del processo di trasformazione nei t-groups. Si tratta di dinamiche ricorrenti nei gruppi di base ed alla cui elaborazione in gruppo si deve il cambiamento del sistema.

Un primo insieme di dinamiche si riferisce alle difese che il gruppo in formazione erige per ostacolare l'ansia dovuta al setting e la minaccia del cambiamento. Il gruppo sceglie come argomento di conversazione il passato o il mondo esterno (che sono "oggettivi", non si possono cambiare); gli individui fanno di tutto per negare il conflitto e creare un'atmosfera "positiva" che li protegga reciprocamente. Nel gruppo si formano delle coppie di amici, che tendono ad escludere gli altri dalle conversazioni. Il conduttore è vissuto come una guida, una figura paterna da cui si attende la "verità", o come un nemico molto potente. Nel complesso, questi processi fanno emergere fortemente gli assunti "oggettivi" della cultura di coppia.

Un secondo insieme di dinamiche rappresenta la crisi della cultura di coppia, che avviene a causa dei conflitti da cui non è più possibile fuggire con le strategie di "coppia". Il conflitto è la chiave del cambiamento, del passaggio verso l'individuazione dei singoli rispetto al gruppo e del gruppo in quanto tale. Il primo segnale di questa trasformazione è l'emergere di un leader, a cui è delegato il compito di guidare il gruppo (dipendenza). Il secondo segnale è la messa in discussione del leader (contro-dipendenza), che scatena lotte fortemente emotive grazie alle quali gli individui escono dall'illusione di un gruppo del tutto buono, fusionale, e propongono nuove regole, nuovi leader o nessun leader. Lo stesso conduttore viene apertamente attaccato. C'è un tentativo gruppale di uscire dalla cultura di coppia che impedisce la libertà soggettiva e quindi anche la possibilità di appartenenza emotiva al gruppo.

Tra i fenomeni ricorrenti del passaggio verso la gruppalità, il silenzio è quello più carico di significati. Il silenzio è vissuto come solitudine, come lutto per le convinzioni perdute, come resistenza al cambiamento, come riflessione sulla situazione contingente, come spazio e tempo di negoziazioni possibili. Non è un caso che ai lunghi silenzi seguano momenti di forte coinvolgimento in cui alcuni partecipanti esprimono i propri sentimenti o raccontano fatti molto privati della propria vita, che determinano nel gruppo risonanza emotiva. Le condensazioni sono tentativi di individuazione e rappresentano una crescita del sistema verso l'interdipendenza e l'accettazione delle differenze.

Interdipendenza ed accettazione delle differenze appartengono ad un terzo insieme di dinamiche, che indica la formazione del gruppo in senso psicologico. L'individuo percepisce gli altri come specchi, ed è a sua volta specchio degli altri. Tutti i partecipanti riconosco la propria capacità di influenzamento e sono in grado di esercitarla senza temere i conflitti. Il gruppo sviluppa un proprio linguaggio ed i membri, parlando di quello che avviene, iniziano ad utilizzare il "noi" invece che la prima persona.

Inizia una fase "meta-comunicativa". Le persone riescono a comunicare sulla comunicazione propria ed altrui, uscendo così dal sistema di presupposti e di convinzioni che impediva il cambiamento all'inizio del training.

Tuttavia, è compito del conduttore proporre una lettura riassuntiva e strutturata del percorso affrontato dal gruppo. È importante che vengano sottolineati i momenti critici e le strategie utilizzate per affrontarli. È fondamentale che il cambiamento sia dichiarato e riconosciuto a qualche livello dei sistemi individuo/gruppo/organizzazione.

La fine del *t-group* è spesso vissuta traumaticamente dai partecipanti, sia perché non vogliono scindere il gruppo così faticosamente costruito, sia perché sentono di aver compiuto un'esperienza utilissima, ma non sono in grado di descriverla. Lo staff dovrà progettare un momento di chiusura che promuova la riflessione progettuale sulle trasformazioni avvenute.

Molti *training group* terminano con un'esercitazione in plenaria, durante la quale ogni partecipante elenca su un biglietto anonimo le cose che crede di aver appreso durante il laboratorio. I biglietti vengono poi raccolti dallo *staff*, mischiati e ridistribuiti. Ai partecipanti è data la possibilità di leggere ad alta voce il contenuto del biglietto in loro possesso. In questo modo, si rende possibile un confronto tra il proprio apprendimento e quello altrui.

CRITICHE ALLA TECNICA

Da anni, l'efficacia del *t-group* è al centro di un acceso dibattito. I detrattori sostengono, a ragione, che non è mai stato possibile misurare il cambiamento innescato mediante gruppi di base e si interrogano sull'effettiva possibilità che i partecipanti riescano da soli a rielaborare un'esperienza spesso difficile ed a volte traumatica. I "puristi" del *t-group* considerano inconsistenti queste critiche e ammoniscono ogni tentativo di revisione tecnica.

Di fatto, nel *t-group* è quasi del tutto assente una fase "ricostruttiva" o di ristrutturazione delle dinamiche e ciò rende il cambiamento molto lungo e faticoso. Quest'omissione è sostenuta dall'assunto implicito che le persone debbano passare attraverso un momento di "crisi" per cambiare e che ognuna sia capace, autonomamente, di trovare un modo di cambiare senza apprendere nuove strategie.

Nell'insieme, le critiche riguardano il ruolo del trainer ed il "valore aggiunto" che la conduzione può conferire alla formazione. Nella sua forma più radicale, il *t-group* prevede un conduttore asettico, oracolare, che ha principalmente i compiti di preservare il *setting* e di innescare "crisi" di gruppo attraverso interventi focalizzati sulle difese e sulle resistenze al cambiamento. Solo al termine del *training,* il conduttore "legge" la storia del gruppo, ma non fornisce in nessun caso strumenti.

Al di là delle disamine sulla tecnica, è necessario considerare che oggi la qualità formazione si determina sul rapporto tempi/benefici, in quanto il bisogno dell'utenza e della committenza è quello di un cambiamento concreto in tempi brevi. Ed un cambiamento concreto in tempi brevi necessita di una definizione operativa di cambiamento e di strumenti funzionali e progettuali piuttosto che di destrutturazione e "crisi" di gruppo.

Possiamo concludere che, senza una revisione tecnica e, quindi, senza nuove strategie di conduzione e senza un nuovo modello di cambiamento, il *t-group* è destinato a cedere il passo ad altre modalità formative più economiche sul piano del rapporto efficacia/efficienza.

I punti deboli de *t-group* sono, come già detto, la definizione di obiettivi e la conduzione. I punti di forza sono il *setting*, continuo e residenziale, e la centratura sul qui ed ora. Crediamo sia possibile sviluppare la tecnica del *t-group* sperimentando nuove modalità di conduzione ed individuando obiettivi focalizzati sui bisogni dell'utente e del committente. Questo significa in gran parte andare oltre la "destrutturazione" individuo/gruppo implicata nella tecnica pura e proporre strumenti per la ristrutturazione in itinere delle dinamiche del gruppo. Questo significa anche superare l'idea secondo cui c'è bisogno di una crisi, anche prolungata, per determinare il cambiamento, e conferire al conduttore il potere e la responsabilità di intervenire sulla dinamica per "ristrutturare" e proporre un cambiamento possibile in tempi brevi.

Così è possibile passare dall'addestramento aspecifico allo sviluppo strategico, dal *training group* al *development group*.

UNA REVISIONE STRATEGICA DEL T-GROUP

BREVI NOTE SULLA FORMAZIONE STRATEGICA

Fare formazione significa cambiare. Questo non vuol dire che le organizzazioni, i gruppi e le persone abbiano bisogno di formazione per cambiare: il loro cambiamento è continuo nel tempo e non si può fermare. Ma l'evoluzione spontanea di un sistema individuale, multipersonale o organizzativo può essere troppo lenta o troppo rapida, può essere improduttiva e conflittuale. Se molta formazione non genera cambiamenti (Spaltro, 1993) è perché il cambiamento è ancora definito ed operato su fattori strutturali oggettivi, come strumenti "operativi" o protocolli e non su qualità processuali soggettive, come le relazioni, la comunicazione, la capacità di leggere le dinamiche attive in un contesto. Allora, il problema dell'esperto di formazione diventa cambiare la formazione, ripensare teorie e tecniche, e rispondere alla domanda: qual è il *trait-d'union* tra cambiamento e formazione?

Parlando di formazione strategica, parliamo del modello di cambiamento della Scuola di Palo Alto, descritto per la prima volta nell'opera *Change* (1974). Questo modello è stato lungamente e proficuamente applicato in ambito psicoterapeutico ed oggi è al banco di prova della psicologia del lavoro e delle organizzazioni.

Sin dalla formulazione delle sue premesse, l'approccio strategico si è qualificato come un modello generale della formazione e della soluzione dei problemi, la cui applicazione spazia oltre l'ambito della psicoterapia. Secondo Watzlawick, Weakland e Fish (1974) i principi del pensiero strategico possono "applicarsi a qualsiasi problema a prescindere dalla dimensioni dei sistemi sociali in questione". Ciò è possibile in quanto la psicologia strategica si occupa delle relazioni tra le cose e non delle cose in sé, di come i problemi persistono e di come è possibile innescare un cambiamento, piuttosto che del perché i problemi si formano e del perché permangono.

Nell'approccio strategico, il cambiamento della realtà dipende essenzialmente dalla definizione stessa di realtà. Watzlawick et al., riferendosi al costruttivismo radicale, sostengono che la realtà ha un aspetto strutturale ed uno sovrastrutturale. L'aspetto strutturale, che prende il nome di realtà1, concerne le qualità fisiche delle cose ed è immodificabile. L'aspetto sovrastrutturale, realtà2, ha a che fare col significato che noi attribuiamo alle cose. Le modalità o strategie attraverso cui formiamo tale significato determinano in larga misura il nostro benessere, la qualità dei nostri problemi (e talvolta anche la loro quantità!), l'efficienza e l'efficacia della nostra comunicazione e delle nostre relazioni personali e lavorative. In sintesi, la realtà2 rappresenta il luogo della formazione e della soluzione dei problemi umani. Si può perciò affermare, rispondendo alla nostra domanda iniziale, che nella formazione strategica l'azione sulla realtà2 dell'utenza e della committenza costituisce il trait d'union tra formazione e cambiamento.

Dal punto di vista strategico, l'organizzazione è realtà2, si può perciò progettare, costruire, migliorare. In questo senso, Marocci (1994) ha sostenuto che le organizzazioni sono finzioni, sono inventate. Le relazioni lavorative, la produttività, il malessere lavorativo, le crisi aziendali, il *burn-out*, il *mobbing*, i conflitti, tutto è inventato e quindi si può inventare di nuovo e meglio, anche attraverso la formazione.

Immaginate di avere 6 bastoncini ed immaginate di dover risolvere il seguente problema:"disponete i 6 bastoncini in modo che formino 4 triangoli uguali".

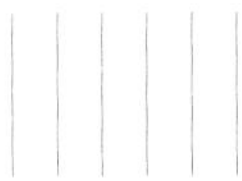

Sei bastoncini

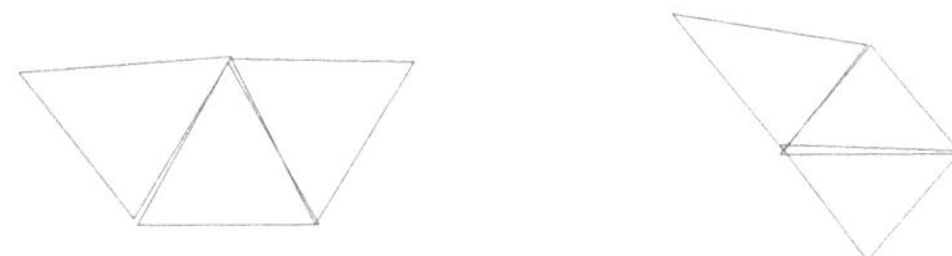

Due "tentate" soluzioni

Alla maggior parte delle persone questo compito appare impossibile. La reazione più comune è quella di chiedere "Non potrei avere altri bastoncini?", oppure "Posso spezzare i bastoncini?". Osserviamo la soluzione nella figura di seguito.

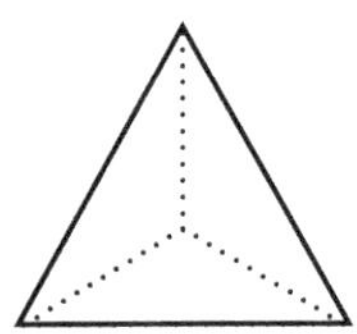

La soluzione

Il compito può essere facilmente risolto se, invece che disporre i bastoncini sul piano, si dispongono nello spazio come una piramide.

Ora, il passaggio dal pensiero bi-dimensionale a quello tri-dimensionale, che permette di risolvere il problema, è una metafora di come esistano realtà2 che non risolvono i problemi e realtà2 che li risolvono. Infatti, la sola differenza tra le soluzioni tentate e la soluzione "strategica" consiste nelle premesse liberamente introdotte nel problema da chi risolve il compito. La premessa delle soluzioni tentate è: "il problema va risolto sul piano"; si assiste così ai tentativi più ostinati e disparati entro questa visione del problema, che è errata.

Il problema dei sei bastoncini rappresenta una buona approssimazione di cosa intendiamo per formazione strategica e cambiamento. Metaforicamente, la formazione strategica introduce nella visione e nella gestione dei processi organizzativi qualche cosa di analogo alla "terza dimensione" che risolve il dilemma dei bastoncini, cioè arricchisce la realtà2 iniziale di nuove e più congrue premesse (Secci, 2000). Nella teoria e nella pratica strategica questo tipo di cambiamento è denominato cambiamento2. Citando Nardone (1996), è strategico il pensiero che "adatta la soluzione al problema e non il problema alla soluzione".

Il cambiamento2 corrisponde ad una modificazione semplice ma radicale della realtà2 ed in letteratura è noto che le strategie che lo innescano appaiono paradossali o addirittura assurde. La formazione strategica si occupa dell'elaborazione e dell'applicazione in ambito aziendale ed istituzionale di tattiche e strategie per la costruzione di realtà2 efficaci ed efficienti a tutti i livelli interpersonali e d'azione delle organizzazioni: la coppia, il piccolo gruppo di lavoro o micro, il grande gruppo o macro e l'organizzazione nel suo insieme o collettivo.

T-GROUP E FORMAZIONE STRATEGICA

Da quanto visto al paragrafo precedente, non è difficile identificare nel *t-group* una tecnica strategica di cambiamento per le risorse umane. Infatti, il *sensitivity-group* favorisce un cambiamento2 nei partecipanti per quanto riguarda aspetti cruciali del gruppo di lavoro e della leadership, come la gestione del conflitto, la comunicazione, l'empatia, la collaborazione, ecc. Nondimeno l'applicazione della metodologia lewiniana struttura un sistema relazionale nuovo in cui i partecipanti non possono evitare di cambiare il loro abituale approccio verso gli altri e, quindi, sono spinti a ridefinire le premesse sulle quali basano i loro giochi comunicativi.

Bisogna tuttavia sottolineare che l'uso strategico del *t-group* si differenzia da altre applicazioni del *sensitivity group*, come quella psicoanalitica o umanistica, per il modello teorico di riferimento, derivato dalla Scuola di Palo Alto, e per la conduzione. Al conduttore tradizionalmente "non direttivo", è sostituito un trainer strategico, consapevole dell'inevitabile influenza che esercita sui fenomeni di gruppo e capace di utilizzare questo potere per facilitare le dinamiche. Il compito del conduttore è quello di richiamare i partecipanti alla situazione contingente (Ambrosini, 1993) e favorire l'individuazione delle strategie interattive che il gruppo ed i singoli attuano per generare o inibire il cambiamento.

Secondo Ambrosini (1993), gli interventi del conduttore possono essere di tre tipi: didattici, metaforici e surreali. Gli interventi didattici, simili a lezioni, hanno lo scopo di sottolineare l'importanza dei fenomeni di gruppo. Le analisi surreali consistono in interventi altamente creativi e contro-intuitivi, che servono a stimolare la creatività dei partecipanti in relazione a problemi interpersonali che il gruppo vive in modo "nascosto" e cerca di reprimere. L'utilizzo di metafore relative alla fase evolutiva del gruppo, ha lo scopo di abbassare le resistenze e consentire ai partecipanti di ragionare sulle relazioni e sentire quello che accade a livello simbolico.

Il trainer strategico utilizza gli interventi metaforici, didattici e surreali per veicolare strategie, tattiche e stratagemmi di conduzione e, quindi, di cambiamento proprie dell'intervento ad indirizzo strategico interazionista sui sistemi umani: l'utilizzazione, la ristrutturazione, ed il paradosso (Watzlawick et. Al, 1974; Nardone, 1996; Gulotta, 1997).

a) **l'utilizzazione:** parlare il linguaggio del sistema. In psicoterapia, la tecnica dell'utilizzazione si deve a Milton Erickson e consiste nel servirsi di ciò che il paziente offre, difese incluse, comunicando con lui nel suo stesso linguaggio (Gulotta, 1997). Per il conduttore di *t-groups*, "utilizzare" significa non solo accettare, ma addirittura incoraggiare le resistenze gruppali al cambiamento, adottando strategie analoghe a quelle di cui si serve il gruppo per alimentare il proprio disagio. In questo modo, il gruppo è portato a ridefinire la funzione delle dinamiche difensive e a ridiscuterle.

Questa considerazione è di particolare rilevanza nella gestione silenzio, fenomeno molto frequente nei gruppi di training: il conduttore utilizza il silenzio tacendo. Il gruppo si accorge così molto rapidamente che il silenzio, soprattutto all'inizio del training, è una strategia difensiva ed un meccanismo di blocco della dinamica, e produce al proprio interno un nuovo linguaggio, che rappresenta un cambiamento delle regole del sistema.

b) **la ristrutturazione:** la trasformazione dei significati. Il trainer, esattamente come il terapeuta strategico, offre al gruppo una nuova visone di quello che succede, ovvero propone al gruppo significati diversi da quelli condivisi. In gran parte l'intervento strategico consiste nell'aumentare il numero di opzioni, scelte, soluzioni possibili rispetto all'interpretazione della realtà1.

c) **il paradosso:** "State peggio, se potete". Il paradosso è forse uno delle applicazioni più radicali della psicologia strategica. Usato nella conduzione dei *sensitivity groups*, consiste in interventi prescrittivi del tipo "State peggio, se potete". Il conduttore impegna il gruppo nell'utilizzazione volontaria delle strategie comunicative disfunzionali in atto (per esempio, conflitti a somma zero o "capro espiatorio"). Allo stesso modo, il trainer rinforza le strategie funzionali. Con queste manovre, il gruppo acquisisce la consapevolezza di poter controllare il proprio funzionamento – vissuto il più delle volte come inconscio e spontaneo – da cui deriva l'ipotesi di poter progettare nuove e più congrue modalità di comunicazione.

Utilizzazione, ristrutturazione e paradosso sono per il *trainer* non soltanto manovre strategiche, ma anche precisi principi di metodo sulla base dei quali costruire esercitazioni ed attività focalizzate sull'*hic et nunc* per gestire momenti di crisi gruppale e temi chiave dell'evoluzione del gruppo in formazione, come la dinamica della leadership.

La conduzione strategica del *t-group* si differenzia da altre impostazioni per la flessibilità e la differenziazione delle tecniche in rapporto al funzionamento di uno specifico gruppo e della sua composizione.

Inoltre, l'applicazione del modello strategico alla conduzione dei *sensitivity group* prevede un'alternanza continua tra momenti di "destrutturazione" e "ristrutturazione", tale che il cambiamento sia costantemente condiviso e ridiscusso dal gruppo e non "subito" o comunque consegnato ad una futura rielaborazione individuale.

Alcuni tentativi in questo senso sono già stati intrapresi, soprattutto nel campo della formazione manageriale. Molti programmi di *training* interpersonale utilizzano le principali regole del *t-group*, ma prevedono diverse sezioni didattiche strutturate e si chiamano "gruppi di *management*" o, semplicemente, "laboratori esperienziali". La tendenza attuale è quella di affrancare la formazione tramite gruppi di base dall'etichetta di "*T-group*", che evoca diatribe, ansie e conflitti.

Attraverso l'esperienza, sarà possibile il passaggio dal modello "puro" del *t-group*, ad un nuovo modello, che potrebbe prendere il nome di "*development group*", cioè gruppo di sviluppo. Sviluppo di potenzialità e sviluppo di relazioni, sempre e comunque in funzione di risultati concreti e direttamente verificabili.

Trasformare il "*training*" in sviluppo è dunque l'obiettivo della revisione in chiave strategica del *t-group*. Ma è anche un'esigenza della formazione in generale, alla quale, sempre di più, è richiesto di generare eccellenza e benessere nel lavoro.

CAPITOLO 12
FEED-BACK DAI NOSTRI CORSI RESIDENZIALI

La tazza di thè

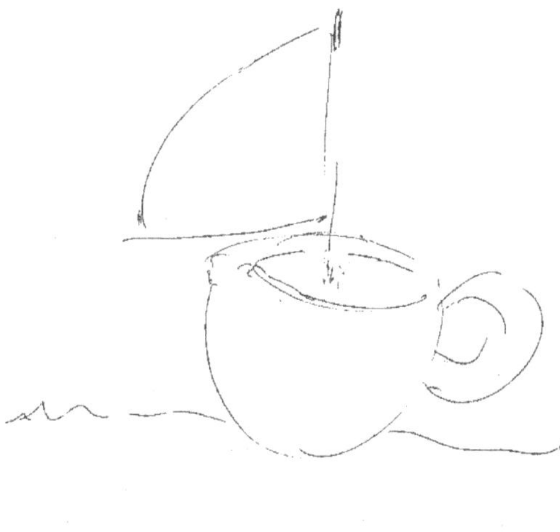

GRAZIE, VERAMENTE –
MI STIMOLA L'IDEA DI
METTERMI AL TIMONE
DELLA MIA TAZZA –
MI PIACETE COME MAESTRI. –
E POI ... VOI DITE CHE
SI PUÒ ... SEMPRE –
RI-GRAZIE

Luciano

La valigetta

Carissimi Carlo ed Enrico,

a voi un profondo ringraziamento per tutto l'arricchimento che ci avete dato in soli 2 giorni e mezzo!!!

"Un idraulico non utilizza i suoi attrezzi solo per lavoro, ma in ogni situazione ritenga utile" - - -

Io non so se riuscirò ad utilizzare questa valigetta, ma ho tanti attrezzi, e comunque ho già capito tante cose (grazie a voi) della mia vita e delle persone a me care -

Siete stati veramente bravi e coinvolgenti, in modo gradevole

Complimenti! Ilaria

Riscoprire i pazienti

Spero da domani di conoscere tanti «nuovi» pazienti!

Detesto gli addii

Per favore, ancora.

Paola

Ascolto

Ho iniziato il corso con molto scetticismo e diffidenza, tanti dubbi e molte presunzioni.
Siete riusciti con molta semplicità e professionalità e in poco tempo a rendermi cosciente di molte cose di cui non lo ero e migliorarmi.
Sono certo che d'ora in avanti ascolterò molto di più.

Grazie Beppe.

Light my fire

PER LO STAFF

Se tu credi in qualcosa
l'entusiasmo con cui ne parli,
lo vivi, inevitabilmente
riesci a trasmetterlo a coloro
che ti stanno intorno.

Io credo nell'importanza
del rapporto con gli altri
ma sicuramente il fuoco che vi ha
acceso in questi giorni è più grande
del mio ma soprattutto.... ha
ulteriormente ravvivato il mio.

Grazie di cuore

[illegible]

o meglio Carlo

Un inizio

COINVOLGENTE
APPASSIONANTE
INTRIGANTE
ELEGANTE e GARBATO
EMOZIONANTE e APPAGANTE
EDUCATIVO e MOTIVANTE

AMICHEVOLE
SIMPATICO / EMPATICO / SINTONICO

UN BELL' INCONTRO - IMPORTANTE
UN INIZIO
A PRESTO

Letizia

Ed un altro

Corso che costituisce per me punto di partenza con due maestri Enrico e Carlo che sono stati molto bravi, con ottime professionalità e che ringrazio vivamente e di cuore -

Spero sia solo un inizio!

Lina

La fatica d'imparare

Corso di estremo interesse -
Apre una porta verso una realtà insospettata -
Sicuramente produttivo anche a breve scadenza -
Faticoso in modo produttivo e intelligente -

Senz'altro il primo STEP di una formazione continua in questo senso -

[illegible]

Linguaggi diversi

Parlate un linguaggio diverso dal mio
ma non è stato difficile comprenderlo e
la comunicazione è stata semplice ed efficace
Preparazione, disponibilità e simpatia.
Continuate così! Auguri

Ireneo

Oltre la professione

Ringrazio lo staff per la professionalità, la disponibilità e per l'arricchimento personale e non solo professionale che ho potuto trarre dal congresso.

Anna Maria [illegible]

Essere compresi

A Carlo ed Enrica

con le parole di un grande poeta a me caro.

LA MORTE NON E' NEL NON POTER COMUNICARE;
E' NEL NON POTER ESSERE COMPRESI

P. P. Pasolini
UNA DISPERATA VITALITA'
(Poesia in forma di Rosa)
GARZANTI 1964

Con gratitudine

NOTE SUGLI AUTORI

Carlo Duò è nato a Cagliari nel 1973. Dopo la laurea con lode in Psicologia del Lavoro e delle Organizzazioni, si è specializzato in Human Resources Comunication presso l'istituto Superiore di Comunicazion, poi in Neurolinguistica a Roma ed infine in Comunicazione e Problem Solving Strategico ad Arezzo. Consulente Risorse Umane, Formatore e Professional Coach, dal 1998 lavora come Psicologo freelance nel settore HR, in paritcolare nel sottore socio-sanitario, e dal 2000 fa parte del Direttivo Regionale Sardegna dell'AIF Associazione Italiana Formatori. Ha collaborato con aziende come Apple, Sky Tv, Enel, Poste Italiane, Cattolica Assicurazioni, Bridgestone, Mutui OnLine, Superemme, Medimax, agenzie come Praxi, Quanta, SP, Formez PA, GAP, IAL, associazioni come Confocooperative, Confcommercio, Confindustria, Consiglio Nazionale Forense e Pubbliche Amministrazioni come Regioni, Province, Comuni, AO, AOUI, ASL, Ministero dei Beni Culturali, Ministero della Salute e MIUR. Autore di pubblicazioni sulla comunicazione strategica, è stato consigliere d'amministrazione della Fondazione IRRM Onlus e docente a contratto nei corsi di Laurea in Psicologia, Scienze della Formazione, Ingegneria e Medicina presso le Università di Cagliari, Sassari e Verona. È responsabile di HRS Human Resources Solutions, società di consulenza e Provider ECM dal 2002 al 2012 ed è cofondatore e coordinatore scientifico di Ebookecm.it.

www.h-r-s.it

Enrico Maria Secci è nato a Cagliari nel 1975. Dopo la laurea con lode in Psicologia, conseguita nel 1998, ha completato la specializzazione in Psicoterapie brevi ad approccio strategico a Roma e ha ottenuto l'abilitazione all'esercizio della psicoterapia. Si è perfezionato all'Università Cattolica del Sacro Cuore (Roma) in Psicologia e Psicoterapia degli Addictive Behaviours e patologie correlate, Alcol-Farmaco Dipendenze e "dipendenze senza droga": dipendenze affettive, sessuali, da Internet (chat, aste online) e da gioco d'azzardo. Oltre all'attività clinica privata per la cura dell'ansia, delle depressioni e di altri disturbi, svolge un'intensa attività di insegnamento e ricerca. Dal 2010 è docente straordinario di Tecniche di Psicoterapia Strategica presso la Scuola di Psicoterapia Strategica Integrata (Roma) e conduce annualmente seminari e workshop rivolti a tutti i professionisti della salute. Dal 2012 collabora come responsabile scientifico per la collana psicologia dell'editore Ebookecm (www.ebookecm.it) specializzato in pubblicazioni per l'alta formazione degli operatori sanitari con l'accreditamento del Ministero della Salute. Dal 2007 cura il blog di psicologia e psicoterapia Blog Therapy, con milioni di visitatori. La pagina Facebook Blog Therapy collegata al blog registra migliaia di accessi ogni giorno.

www.enricomariasecci.it

Dello stesso autore Enrico Maria Secci:

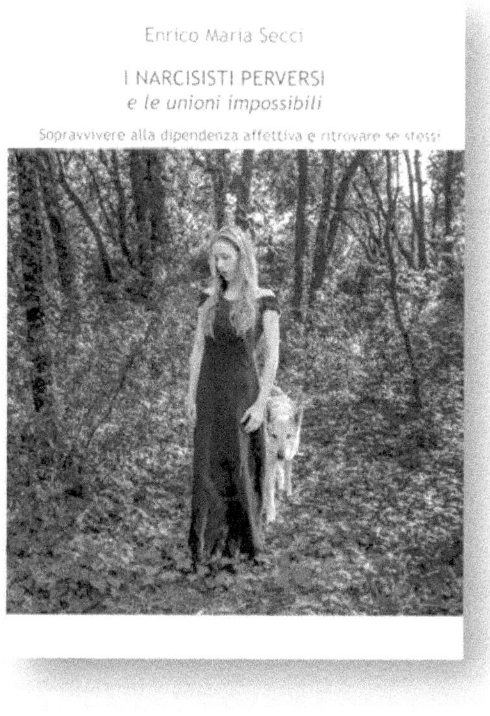

I narcisisti perversi e le unioni impossibili -Sopravvivere alla dipendenza affettiva e ritrovare se stessi esplora i meccanismi e le dinamiche psicologiche della dipendenza affettiva attraverso l'analisi del mito di Narciso e del disturbo narcisistico di personalità. Ricco di esempi clinici e di testimonianze, il libro individua le fasi della dipendenza affettiva e prospetta strategie terapeutiche mirate a interrompere i circoli viziosi della relazione col narcisista per mettersi in salvo.

Best-seller su Amazon e sui principali store online nel settore psicologia in Italia, I narcisisti perversi e le unioni impossibili è stato tradotto in inglese e distribuito in 50 Paesi. Nel 2019 uscirà in lingua spagnola.

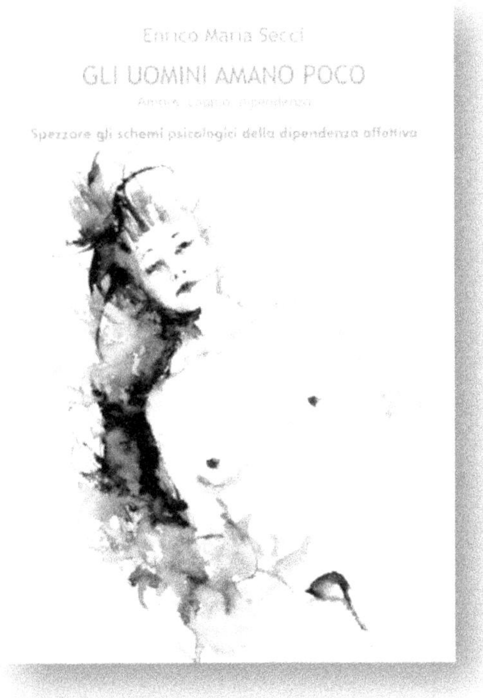

Gli uomini amano poco - Amore, coppia, dipendenza spiega i processi psicologici e relazionali che possono trasformare un rapporto sentimentale in una trappola emotiva. Chi sono il narcisista perverso, l'uomo diviso, l'indifferente sessuale, il possessivo distruttivo, l'inquisitrice, la romantica tradita, la seduttrice impenitente, la martire familiare e gli altri protagonisti inconsapevoli della dipendenza affettiva descritti in questo libro? Perché "amano poco"? Come riconoscerli e come evitarli? Attraverso casi clinici e storie di vita, il libro si concentra su come spezzare gli schemi della dipendenza affettiva e su come sviluppare relazioni durevoli e soddisfacenti al riparo dai circoli viziosi della "malattia dell'amore".

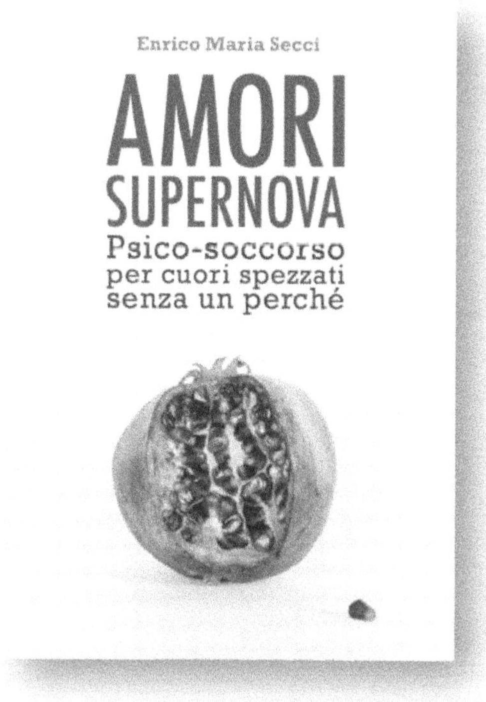

Ci sono amori che finiscono con un abbandono improvviso e apparentemente immotivato. Come le supernove, le stelle che esplodono e creano buchi neri nell'universo, questi amori collassano in modo inaspettato e brutale e provocano in chi è lasciato un trauma psicologico profondo. Questo libro spiega perché una relazione può interrompersi di colpo e come superare il danno emotivo ed esistenziale causato dall'abbandono in età adulta. Ricco di storie cliniche e di indicazioni terapeutiche, **Amori Supernova** è un manuale di psico-soccorso per tutte le persone che hanno attraversato o stanno vivendo il dramma del rifiuto sentimentale e la conclusione senza un perché di un legame felice. Un saggio-romanzo sull'amore, sull'abbandono e sulla salvezza.

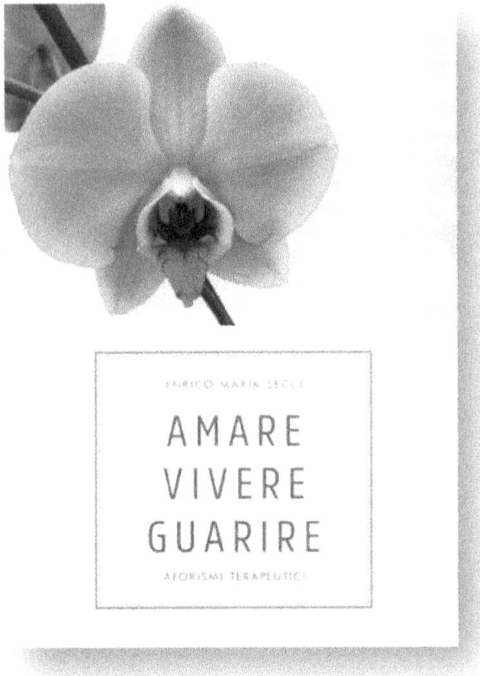

Un aforisma al giorno per riflettere, uno per emozionarsi e uno per cambiare ... Questa raccolta di pensieri nasce in uno studio di psicoterapia dal lavoro con migliaia di persone. Enrico Maria Secci, l'autore del best-seller I narcisisti perversi e le unioni impossibili, e di Amori Supernova. Psico-soccorso per cuori spezzati, attraverso le pagine di **Amare Vivere Guarire** apre uno spazio delicato e intimo e accompagna il lettore a sedere sulla poltrona di uno psicologo. Un aforisma può aiutarci ad ascoltarci e ad ascoltare più profondamente? Può un aforisma bastare per iniziare un viaggio nell'autenticità e per ritrovare serenità e benessere? Sì, perché così come le parole ammalano, le parole guariscono. Un aforisma al giorno per amare, uno per vivere e uno per guarire ... Buona lettura!

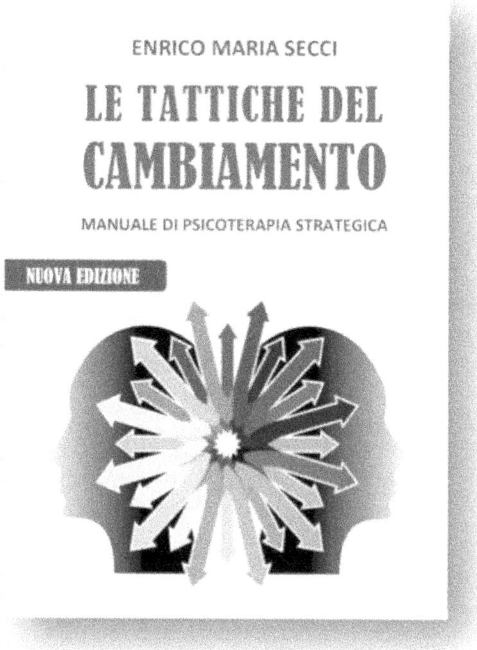

Le psicoterapie strategiche affrontano in modo rapido e durevole problemi umani complessi come ansia, depressione, panico e problemi alimentari. Per questo, dagli anni '90 si sono affermate in Italia, come dimostra la capillare diffusione di Scuole di specializzazione, studi e articoli e sull'efficacia e l'efficienza di queste terapie strategiche apparentemente "magiche". Tuttavia, lo studio e la ricerca, così come la messa a punto di tattiche e di tecniche del cambiamento in tempi brevi si sono diffusi a livello quasi "epidemico" negli Stati Uniti già dal 1974, a partire dalla fondazione del Mental Research Institute (Palo Alto, California). **Le tattiche del cambiamento** illustra i modelli di intervento sui problemi umani consolidati da oltre mezzo secolo di ricerca empirica e di prassi clinica, modelli che, se applicati con flessibilità e creatività possono abbreviare l'iter terapeutico e sbloccare rapidamente situazioni di disagio psicologico.

INDICAZIONI BIBLIOGRAFICHE

ALFANO A. (2001), La comunicazione della salute nei servizi sanitari e sociali, Il Pensiero Scientifico, Roma

ANOLLI L., CICERI R. (2003), La voce delle emozioni, Franco Angeli, Milano.

ANOLLI L. (2002), Psicologia della comunicazione, Il Mulino, Bologna.

ARGYLE M. (1975), Il corpo e il suo linguaggio, Zanichelli, Bologna.

BANDLER, R.; GRINDER, J., (1975 a), I modelli della tecnica ipnotica di Milton Erickson, Astrolabio, Roma, 1984.

BANDLER, R.; GRINDER, J., (1975 b), La struttura della magia, Astrolabio, Roma.

BANDLER, R.; GRINDER, J., (1979), La metamorfosi terapeutica, Astrolabio, Roma.

BANDLER, R.; GRINDER, J., (1981), Ipnosi e trasformazione, Astrolabio, Roma.

BANDLER, R.; GRINDER, J., (1982), La ristrutturazione, Astrolabio, Roma.

BANDLER, R.; GRINDER, J., (1985), Usare il cervello per cambiare, Astrolabio.

BATESON G.(1976), Verso un'ecologia della mente, Adelphi, Milano.

BENDIN M. (1990), Creatività, Oscar Mondadori, Milano.

COZZOLINO M. (2003), La comunicazione invisibile, Edizioni Carlo Amore, Roma

DE BONO E. (1992), Essere creativi, Ed. Il sole 24 Ore, Milano,1996.

DUÒ C., SECCI E.M. (2002), La comunicazione professionista della salute-paziente: interazione strategica e gestione del ruolo, Manuale del Corso di Psicologia sanitaria-assistenziale e Comunicazione Efficace, I livello.

EKMAN P., FRIESEN (1969), The repertoire of nonverbal behaviour, Semiotica, 1

ERDERLYI M.H. (1985), Freud cognitivista, Il Mulino, Bologna

FRANCESCATO D. (1999), Empowerment e clinica, Edizioni Kappa, Roma

FREUD S. (1915), L'inconscio, N.C, Milano

Ghiglione R. (1988), La comunicazione è un contratto, Liguori, Napoli

Giannantonio M., Boldorini A.L. (2002), Autostima, assertività e atteggiamento positivo, Ecomind, Salerno.

Goffman E. (1959), La vita quotidiana come rappresentazione, Il Mulino, Bologna

Gordon D. (1978), Metafore terapeutiche, Astrolabio, Roma.

Hall E.T. (1966), La dimensione nascosta, Bomapiani, Milano.

Harris D. (1978), L'uomo e i suoi gesti: la comunicazione non verbale nella specie umana, Mondatori, Milano.

Hinde R. (1974), La comunicazione non verbale, Laterza, Bari.

James T., Woddsmall W. (1988), Time Line, Astrolabio, Roma.

Jaoui H. (1991), Creatività per tutti, Franco Angeli, Milano,1993.

Lazzari C., Costigliola P. (1994), Guida alla comunicazione tra professionista della salute e paziente, Pitagora Editrice, Bologna.

Lazzari C., Gandolfi Colleoni C., Trallo F. (1995), Guida al counselling della persona in crisi e del malato grave, Pitagora Editrice, Bologna.

Lowen A. (1997), Il linguaggio del corpo, Feltrinelli, Milano.

Magi G. (2003), I 36 stratagemmi. L'arte segreta della strategia cinese per trionfare in ogni campo della vita quotidiana, Il Punto d'Incontro, Vicenza.

Makover R.B. (1999), La pianificazione dei trattamenti in psicoterapia, Las, Roma

Masini V. (2005), professionisti della salute narrativa. Comunicazione empatica ed interazione dinamica nella relazione professionista della salute-paziente, Franco Angeli, Milano

Moscovici S. (1996), Psicologia sociale, Borla, Roma

Nanetti F. (1996), La comunicazione trascurata, Armando Editore, Roma

Nanetti F. (2005), Assertività, Edizioni Perndragon, Bologna.

Nardone G., Watzlawick P. (1990), L'arte del cambiamento, manuale di terapia strategica e ipnoterapia senza trance, Ponte alle Grazie, Firenze.

Nardone G. (1991), Suggestione -> Ristrutturazione = Cambiamento, Giuffré, Milano.

Nardone G. (1993), Paura, panico, fobie, Ponte alle Grazie, Firenze.

Nardone G., Salvini A. (1997), Logica matematica e logiche non ordinarie come guida del problem-solving strategico, pag.53-67, in Watzlawick P., Nardone G. (1997), op.cit.

Nardone G., Verbitz T., Milanese R. (1999), Le prigioni del cibo, Ponte alle Grazie, Firenze.

Nardone G. (2005), Il dialogo strategico, Ponte alle Grazie, Firenze.

Nardone G. (2005), Correggimi se sbaglio, Ponte alle Grazie, Firenze.

Pacori M. (2002), Come interpretare i messaggi del corpo, De Vecchi Editore (DVE), Milano

Raffagnino R., Occhini L. (2000), Il corpo e l'Altro, Guerini Studio, Milano

Ricci Bitti P.E. (1977), Comportamento non verbale e comunicazione, Il Mulino, Bologna.

Ricci Bitti P.E. (1983), La comunicazione come processo sociale, Il Mulino, Bologna.

Ricci Bitti P.E. (a cura di) (1987), Comunicazione e gestualità, Franco Angeli, Milano.

Secci E.M. (2005), Manuale di psicoterapia strategica, Carlo Amore, Roma.

Secci E.M. (2005), Le maschere del Mobbing, Oltre, N. 2-2005, periodico quadrimestrale ASL 7, Carbonia, Cagliari.

Secci E.M (2003), La comunicazione tra Operatore e Utente: tra persona e ruolo, "Appunti sparsi" Periodico Trimestrale del Centro Alcologico di Carbonia, N. 1-2003, Carbonia (CA).

Secci E.M. (2001), Adolescenza e divorzio. Un'analisi del contenuto delle percezioni relazionali nella famiglia divisa, in Marini F. (a cura di) La psicologia del fare, Cuec, Cagliari.

Secci E.M. (2002), L'approccio strategico: dalla psicoterapia alla gestione delle risorse umane, in AA.VV., *Il mobbing. La faccia impresentabile del mondo del lavoro*, Franco Angeli, Milano.

Skorjanec B. (2000), Il linguaggio della terapia breve. Retorica e logica del cambiamento terapeutico, Ponte alle Grazie, Firenze.

Spaltro E. (1993), Soggettività (3° ed.), Pàtron, Bologna.

Tickle-Degnen L., Rosenthal R. (1990), The nature of Rapport and ist non-verbal correlates, Psychological Inquiry, n.1 (4), pp.285-293.

Venturino M. (2005), Cosa sognano i pesci rossi, Mondatori, Milano.

Watzlawick P., Nardone G. (a cura di) (1997) Terapia breve strategica, Raffaello Cortina Ed., Milano.

Watzlawick, P. (1977), Il linguaggio del cambiamento, Feltrinelli, Milano.

Watzlawick, P., Weakland, J.H., Fish R. (1974) Change, Astrolabio, Roma.

Zunelli Sonino E. (1981), La competenza comunicativa, Boringhieri, Torino.

youcanprint

Finito di stampare nel mese di Gennaio 2019
per conto di Youcanprint *Self-Publishing*

www.ingramcontent.com/pod-product-compliance
Ingram Content Group UK Ltd.
Pitfield, Milton Keynes, MK11 3LW, UK
UKHW042228100625
6332UKWH00003B/360

9 788831 600095